生肖文化与养生趣话

冉青珍 冉汝俊 编著

全国百佳图书出版单位
中国中医药出版社
·北 京·

图书在版编目（CIP）数据

生肖文化与养生趣话 / 冉青珍，冉汝俊编著. -- 北京：中国中医药出版社，2024.4（2024.8重印）
ISBN 978-7-5132-8578-0

Ⅰ.①生… Ⅱ.①冉… ②冉… Ⅲ.①十二生肖—文化—普及读物②养生（中医）—普及读物 Ⅳ.
① K892.21-49 ② R212-49

中国国家版本馆 CIP 数据核字 (2023) 第 230781 号

中国中医药出版社出版

北京经济技术开发区科创十三街 31 号院二区 8 号楼
邮政编码　100176
传真 010-64405721
北京盛通印刷股份有限公司印刷
各地新华书店经销

开本 880×1230　1/32　印张 8.5　字数 197 千字
2024 年 4 月第 1 版　2024 年 8 月第 2 次印刷
书号　ISBN 978-7-5132-8578-0

定价　48.00 元
网址　www.cptcm.com

服 务 热 线　010-64405510
购 书 热 线　010-89535836
维 权 打 假　010-64405753

微信服务号　zgzyycbs
微商城网址　https://kdt.im/LIdUGr
官方微博　http://e.weibo.com/cptcm
天猫旗舰店网址　https://zgzyycbs.tmall.com

如有印装质量问题请与本社出版部联系（010-64405510）
版权专有　侵权必究

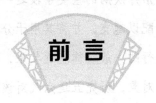

前 言

　　十二生肖代表了与我们生活密切相关的十二种动物。生肖是一种古老的民俗事象，也是中国人的一种纪年方式，更是中华民族文化不可分割的一部分。生肖既反映了中国的风土人情，又蕴含着丰富的生活智慧，同时，十二生肖在民间流传不衰，民俗文化中也把生肖与人的性格、命运联系在一起。中国人无论男女老少，都有一个属相，人人都会关心自己的属相文化，也关心与之相关的养生与保健。

　　属相与运势、性格的关系是生肖文化的重要组成部分，在民俗中甚至是古代婚配的重要参考依据。那么在当今，我们重提生肖文化，是不是代表着全盘接纳古代民俗认知呢？当然不是。关于属相是否能决定人的性格，有哲学工作者曾做出分析，认为这是人民群众将主观愿望映射到生肖动物身上，继而这种先入为主的心理诱导无形中对人的性格塑造起到了一定的作用。

　　五运六气学说是中医理论的一个重要组成部分，是中医学认识疾病、治疗疾病的重要手段之一。古人以五运配以天干，以六气配以地支，并将其用于分析、预测每年气候变化和疾病流行的一般规律。近年来，有人以溃疡性结肠炎患者为研究对象，研究五运六气对该病发病规律的影响，发现年干为壬之年，岁运为木运，年支为辰（属相为龙）者更易罹患溃疡性结肠炎，年干为辛年、癸年，岁运为水运，年支为卯（属相为兔）者不宜罹患溃疡性结肠炎。有人对脾胃病患者先天出生及后天发病时的五运六气分布特点进行研究，发现辰戌年出生的人群更需要重视固护脾胃。

中国中医科学院中医专家李维贤教授非常注重运用五运六气学说认识疾病的发生与转归。他每一年都将五运六气对疾病谱的影响进行推算，为临床疾病的诊断和治疗，以及预测疾病流行趋势提供参考。笔者在跟随李维贤老师学习中医之后，开始对生肖属相等传统民俗文化感兴趣。

民间流传的属相决定终生命运的说法，显然有夸大其词和偏激片面之处，决定人一生健康与成败的因素非常多，不能一概而论，但是在一定程度上，这并非完全是迷信。从中医理论来分析，人的出生年月、不同属相所处的五运六气对人的先天体质、性情是有一定影响的。有人对精神分裂症患者进行属相和发病时期的调查，发现男患者为鼠、鸡、猴等属相的患精神分裂症相对较多，而女患者为狗、鸡、龙等属相的患精神分裂症相对较多；男患者为猪属相的多在马年和猴年首次患上精神分裂症，女患者为鼠、猴属相的多在鼠年和兔年首次患上精神分裂症。这提示了我们，不同先天体质的人处在五运六气的不同时期，适当注意顺时养生，对健康和性情都是有一定帮助的。

本书用通俗风趣的语言揭示生肖奥妙，讲述处世道理，介绍动物价值，传授养生之术，弘扬民族传统文化，普及科学知识，让不同年龄、性别、职业、文化层次的读者都能从中受益。

本书共分为十二章，按着生肖排列顺序分别介绍鼠、牛、虎、兔、龙、蛇、马、羊、猴、鸡、狗、猪十二种动物丰富多彩的文化，千奇百怪的故事，为人所用的价值，对人健康的危害及养生保健的常识。

本书编写过程中，广州中医药大学杨思琦、周文霞、林怡然、梁晓茹、麦晓珊、熊斯楚、林海欣，香港浸会大学中医药学院车林青均提供了帮助，在此致谢。

编　者

2024 年 4 月

目 录

第一章
子鼠趣话

一、鼠文化

（一）解"鼠"字

鼠，《说文解字》云："穴虫之总名也。象形。""鼠"字在甲骨文里非常像一只小老鼠张着嘴巴在咬东西，甚至还有咬碎的碎屑。象形的鼠字经过一千多年的发展变化不少，在秦朝小篆中已趋向符号线条化；隶书的"鼠"字，鼠头变成方形，鼠脚和鼠尾还有点象形，但鼠的形象已不明显；楷书的"鼠"字吸收了隶书"鼠"字的特点，也是今天所用的"鼠"字出处；草书的"鼠"字则多见于艺术书画作品。

鼠在十二生肖中排第一位，对应十二地支中的"子"，因此生肖也叫"子鼠"。

子鼠的"子"字是象形文字，在甲骨文的字形中，象征小儿在襁褓中的样子，本义为婴儿。"子"是小的意思，鼠在十二生肖动物中体形最小，子鼠相配，恰到好处。

（二）鼠特性

鼠为啮齿动物，俗称"耗子"，有终生持续生长的门齿，因需要不断磨短门齿而啮物，它们繁殖迅速，种类甚多，能传播鼠疫等病原，危害农林草原，盗食粮食，破坏贮藏物、建筑物等。

鼠种类繁多且数量惊人，可达世界总人口数倍，最常见的除褐家鼠、黄胸鼠、黑家鼠、水家鼠外，还有巢鼠、田鼠、沙鼠、仓鼠、跳鼠、麝鼠、鼢鼠等。世界上最大的鼠是美洲的负鼠，体躯如猫；最小的鼠是俄罗斯巴尔喀什湖地区的跳鼠，仅有顶针大小，只能在显微镜下看清其五趾；寿命最长的鼠是土拨鼠，寿命 15～20 年；数量最多的鼠是褐家鼠，约占全球鼠类的三分之一；数量最少的鼠是牙买加的胡蒂亚鼠，现仅存人工饲养的 1 对。

（三）十二生肖鼠为首的缘由

十二生肖鼠为首的缘由，一是民间传说故事中的生肖排列。民间故事说，当年轩辕黄帝要选十二种动物担任宫廷卫士，猫托老鼠报名，老鼠却忘记了，猫落选后与鼠结下冤仇。大象也来参赛，老鼠钻进象鼻子，把大象吓跑了。其余的动物原本推牛为首，老鼠却蹿到牛背上，于是老鼠排第一，猪排最后。虎和龙不服，它们分别被封为山中之王和海中之王，却排在鼠和牛的后面。兔子也不服，和龙赛跑，结果排在了龙的前面。狗也不平，一气之下咬了兔子，为此被罚排在了倒数第二。蛇、马、羊、猴、鸡也经过一番较量，一一排定了位置，最后形成了鼠、牛、虎、兔、龙、蛇、马、羊、猴、鸡、狗、猪这样的顺序。

二是地支和肖兽的配属关系。中国古代学者从古代昼夜十二时辰的角度来解说地支和肖兽的配属关系。传说古时黑天苟地，混沌一片，鼠在夜半之际出来活动，将天地间的混沌状态咬出缝隙，这就是"鼠咬天开"的传说，所以子属鼠。

三是按阴阳观念。将十二种动物分为阴阳两类，动物的阴与阳是按动物足趾的奇偶排定的。动物的前后左右足趾数一般是相同的，而鼠却非常独特，前足四，后足五，奇偶同体，物以稀为贵，故而将其排在第一；其后是牛，四趾（偶）；虎，五趾（奇）；兔，四趾（偶）；龙，五趾（奇）；蛇，五趾（同偶）；马，一趾（奇）；羊，四趾（偶）；猴，五趾（奇）；鸡，四趾（偶）；狗，五趾（奇）；猪，四趾（偶）。

（四）鼠象征

鼠的第一个象征意义是"灵"性。鼠嗅觉敏感，胆小多疑，表现得非常机警，给人非常机灵的感觉，加之鼠体型小且十分灵巧，穿墙越壁奔行如飞，人们常用"比老鼠还精"来形容某人的精明。鼠还兼有两项突生的本领：即使从数十米甚至上百米的高空落到地上，也完全没有粉身碎骨的性命之忧，翻转身立即又可行走如飞；鼠虽说不是水生动物，也没有超强的游泳本领，却可以一口气在水里游好几米远，所以要想摔死或淹死老鼠是徒劳的。民间还认为鼠性通灵，能预知吉凶灾祸。历史上很多地震、洪水发生之前都有鼠群提前大规模迁徙、逃窜的传说。其实鼠生于自然，长于自然，对自然界将要发生的不测（如地震、水灾、旱灾、蝗灾等）做出一定的反应是正常的，这是地球生物具有的某种特殊本能，只是限于人类自身的知识，很多现象还未能揭示它的规律，所以鼠在人类心目中也是通灵的神物。

鼠的第二个象征意义是生命力强。一只母鼠在自然状态下每胎可产出 5～10 只幼鼠，最多可达 24 只，但它的妊娠期只有 21 天。母鼠在分娩当天就可以再次受孕，幼鼠经过 30～40 天发育成熟，其中的雌性加入繁衍后代的行列。如此往复，母鼠 1 年可以生育 5000 左右的子女，至于孙子、孙女、曾子、曾孙辈已多到无法计算。因此，民间"鼠"寓意着吉祥如意、多子多福，并常与葡萄共同出现在剪纸、陶瓷、年画等民间艺术作品中，寄托着劳动人民对子孙满堂、美满生活的期盼。据研究，鼠母体内含有一种独特的化学物质，能够刺激雄鼠永远拜倒在它的"石榴裙"下，这大概也是鼠能生会养的原因之一。鼠的成活率高，寿命长，如非遇到天敌的袭击或人类大规模的扑灭行动，大多数都能寿终正寝、子孙满堂，是其他动物可望而不可即的。

鼠的第三个象征意义是"小"，鼠天生就有一副小巧玲珑的体态，且喜欢上蹿下跳，是无法与"大"联系在一起的。

（五）"鼠""子"姓氏

1. **鼠姓氏**　《新编千家姓》中有鼠姓，源于突厥族，出自唐朝时期西突厥阿史那部鼠尼施部落，以部落名称汉化为氏。如今在贵州省的彝族中仍有鼠族，在云南省丽江市傈僳族中亦有鼠姓人。这两支鼠氏族人皆源自古代西突厥阿史那部的鼠尼施部落。

2. **子姓氏**　子姓是殷商帝王家族的姓氏，从契开始，殷商帝王家族以子为姓，如今在云南丽江还有这个姓氏的家族。

（六）鼠民俗

国内很多地区都有"老鼠嫁女节"，但各地该节的定义、习俗、日期各不相同。一般北方地区认为是在正月二十五晚上，当晚家家户户都不点灯，全家人坐在堂屋炕头，一声不响，摸黑吃着用面做的"老鼠爪爪"等食品，不出声音是为了给老鼠嫁女提供方便，以免得罪老鼠，给来年带来隐患。台湾地区认为初三为小年，初三晚上是老鼠结婚日，这一日深夜不点灯，在地上撒米、盐，人要早早上床，不影响老鼠的喜事。在江南一带的民间传说中，老鼠是害人的，所以旧历年三十的夜里要把它嫁出去，以确保来年平安吉祥。上海郊区有些地方认为老鼠嫁女是在正月十六，这天晚上，家家户户炒芝麻糖，这是为老鼠成亲准备的喜糖。湖北江汉平原一带将腊月二十三小年初夜看作老鼠嫁女日，俗称"鼠添箱"，那一天，家家要将插上花的面饼放在暗处，禁止舂米、磨面，大人小孩不准喧哗，认为如果惊动了老鼠，它们来年就会捣乱。

青海的一些地区有"蒸瞎老鼠"的风俗，每年农历正月十四，家家用面捏十二只老鼠，不捏眼睛，然后用蒸笼蒸熟，待元宵节时摆上供桌，并烧香，乞求老鼠只食草根，不伤庄稼，以保来年丰收。浙江南部古时流行"打老鼠眼"的风俗，即在元宵节时，人们煮黑豆，然后在室内撒黑豆，撒豆人站在梁下，手抛黑豆至梁上，并在口中念叨："西梁上，东梁下，打得老鼠光铎铎（俗语，断种之意）。"当地人认为这样可除鼠患。南北两地习俗不谋而合，反映了人们对鼠的憎恨，希望老鼠失去灵敏的视觉，不再偷食粮食。

民间还认为鼠通灵，能预知吉凶灾祸。据《周公解梦》

记载，梦猫捕鼠，主得财；梦白鼠引路，人有升迁之喜；梦鼠咬人衣，是所求有得；梦鼠与雀斗，表示将有官司。以此延伸，民间对"鼠"梦境的解析更加广泛。例如梦见麝香鼠，表示事业成功；已婚女人梦见手里托着家养的老鼠，表示要生孩子；梦见抓老鼠，表示会交上不诚实的朋友；梦见捕老鼠，表示会遭到敌人的阴谋暗算；梦见猫捉老鼠，是福，表示敌人会互相残杀，两者俱亡；梦见死老鼠，表示要交好运；梦见老鼠在自己的住室里打洞，表示家里会遭偷窃；男人梦见老鼠在咬自己，表示灾祸会避免；女人梦见松鼠，表示会与丈夫分离。这些反映了鼠因其灵性在人们心目中留下了传达祸福和成败运势的神秘色彩。

二、鼠故事

（一）鼠神

在新疆于阗地区有供奉鼠神的民俗。相传有一年匈奴数十万大军西进，欲吞并军力弱小的古于阗国，于阗国国王听闻沙漠中有神鼠，故摆设祭品，求救于神鼠。神鼠显灵，托梦告知国王它将帮忙克敌，并命群鼠一夜之间将匈奴军队的马鞍、衣服、弓弦、绳带等咬坏，国王也命军队即刻出征，匈奴匆忙应战而大败。为感激神鼠，国王修建了鼠神祠堂。这个传说在《大唐西域记》里有确切记载。在今和田的丹丹乌里克废墟里曾出土过一些壁画，其中一块尺幅较大的壁画上画着一个鼠头半身人像，它头戴王冠，背有椭圆形光环，坐在两个侍者之间，这幅壁画被命名为《鼠神图》，描绘的就是曾经拯救过古于阗国的鼠神。

（二）永不放弃希望

一位心理学家曾做过一个关于希望的实验。将两只大白鼠丢入一个水槽中，它们会拼命地挣扎求生，一般维持的时间是 8 分钟左右。然后，他在同样的器皿中放入另外两只大白鼠，在它们挣扎了 5 分钟左右的时候，放入一个可以让它们爬出水槽的跳板，使两只大白鼠得以活下来。若干天后，再将这对有过获救机会的大白鼠放入水槽，结果令人吃惊，这两只大白鼠可以坚持 24 分钟，是一般情况下大白鼠坚持时间的 3 倍。

这位心理学家总结，前面的两只大白鼠，因为没有逃生的经验，它们只能凭自己本来的体力来挣扎求生；而有过逃生经验的大白鼠多了一种精神力量，它们相信在某个时候，一个跳板会救它们出去，这使它们能够坚持更长的时间。这种精神力量，就是积极的心态，或者说是对一个好的结果心存希望。这两只鼠求生的事例经常被用在"希望就是力量"的心理学治疗和教育中。

（三）米缸里的老鼠

一只觅食的老鼠意外地掉进一个盛得半满的米缸里，老鼠喜出望外，在米缸里吃了睡、睡了吃，日子在衣食无忧的休闲中度过了。有时，老鼠也曾为是否要跳出米缸进行过思想斗争，但终究未能摆脱白花花大米的诱惑。直到有一天它吃光了所有的大米，才发现它已经无法跳出见底的空米缸了。这个故事常被管理学家引用，他们把老鼠能跳出缸外的高度称为"生命的高度"，而这高度就掌握在老鼠自己的手里。在短暂的利益面前，能做到在明显有危险的地方止步，清楚地认识潜在的危机，才能及时跨越"生命的高度"。

（四）鼠偷鸡蛋，郑板桥辞官

相传郑板桥在山东潍县做县令时，经常微服私访。有一次外出私访时钱粮用完了，身上只剩下三个熟鸡蛋。这天晚上，他和随从人员在一处破庙中住了下来。随从的两个衙役轮流在门外望风。天快亮时，郑板桥被一阵响声吵醒，睁眼一看，原来是两只老鼠在偷鸡蛋。其中一只老鼠把一个鸡蛋紧紧抱住，骨碌一下滚下桌子，然后两条前腿搂住鸡蛋，另一只老鼠咬住它的尾巴，就把鸡蛋拖到洞里去了。郑板桥并没有阻止老鼠偷鸡蛋，而是好奇地看完了老鼠偷走三个鸡蛋的全过程。天亮以后，他忽然想要逗逗两个随从的衙役，于是，就拍着供桌，一本正经地喊道："快起来，老爷我要升堂议事了！"两个衙役不敢怠慢，急忙跑到供桌前站定。郑板桥煞有介事地问道："方才是哪个在外面把门？"把门的衙役答道："是小人。"郑板桥板起面孔，大声喝道："大胆奴才，你可知罪？"那衙役吓坏了，扑通一声跪下，说："小的不知犯了何罪。"郑板桥手指桌子问道："你做了坏事还装糊涂！这上面的鸡蛋呢？分明是你夜间饥饿，偷偷拿去吃了，还不从实招来！"那衙役听到是仅有的鸡蛋丢了，连忙叩头喊冤，郑板桥装出愤怒的样子，对另一个衙役说："给我狠狠地打他二十大板，看他招不招！"话音刚落，还没等板子打来，那个衙役就连声喊道："小的愿招，小的愿招！"接着就把自己如何偷鸡蛋的过程说得像真的一样。郑板桥愣住了，长长叹了一口气，吟出小诗一首："潍县这八年，错断多少案！要做真青天，回家去种田。"念完诗，他对两个衙役说："我本来是逗你们玩的，那鸡蛋是老鼠偷去的，没想到你却招了。这分明是你怕那二十大板。由此可见，这些年我不知错打多少板子，断错多少案呢！我这官要再做下去，还要做出更多伤天害理之事。不如趁早散伙，你我都回家去吧！"据说，郑板桥就是从这以后辞去了县令，并且发誓一生一世不再做官。

在这个故事里，郑板桥因发现屈打成招容易导致冤假错案而辞官不做，没有在审案断案的方式方法上面进行积极的探索和改革，并不值得推崇。

（五）佛塔里的老鼠

一只老鼠在佛塔顶上安了家，在这里它既可以在各层之间随意穿越，又可以享受到丰富的供品。每当善男信女烧香叩头的时候，这只老鼠看着那令人陶醉的烟气慢慢升起，猛抽着鼻子，心中暗自得意，它感觉幸福极了。有一天，一只饿极了的野猫闯了进来，一把将老鼠抓住，自以为尊贵的老鼠大声抗议："你不能吃我，你应该向我跪拜！我代表着佛！"野猫讥讽道："人们向你跪拜，只是因为你所站位置在佛塔上，不是因为你！"然后毫不留情地把老鼠吃掉了。

这个故事提示人们，要正视自己所处的位置带来的光环，才不至于迷失自我。

（六）张汤审鼠

张汤是汉代的司法专家，他小的时候，父亲在城里担任地方司法官，经常审理一些诉讼案件。张汤受父亲的影响，自幼就对法律产生了浓厚的兴趣。有一次，父亲因事外出，张汤在家中专心看书，结果老鼠把盘里的肉偷走了。父亲回来后大发脾气，狠狠打了张汤一顿。张汤因此恨死了这个偷肉贼，他挖遍屋内的鼠洞，终于把偷肉的老鼠逮住了。然后他在家中设了一个模拟法庭，把老鼠用绳子拴住，连同老鼠吃剩下的肉一起摆在石阶上作为物证，一本正经地开始了审问。先是作为公诉人揭发老鼠偷肉的罪行，然后对老鼠进行审问，老鼠自然不会答话，于是张汤开始动刑，疼得老鼠吱吱怪叫。他还模拟了判决上报的程序，待案件所有程序文书齐备后，张汤以劫掠罪判处老鼠死刑，亲手用锋利的斧头把它剁成了碎块。父亲看到张汤审鼠的情景，起初觉得挺可笑，可取过诉状仔细一看，不禁大吃一惊，那有根有据的文辞，简直像是出自一位老练的办案人员之手。从此，他的父亲开始有意识地教他学习办案断狱。后来张汤真的成了一名司法官，审理过淮南王、江都王谋反等大案要案。

这件事作为一个民间趣味故事流传下来，也间接地体现出汉代已经有了一系列完整的司法流程。

（七）永某氏之鼠

永某氏之鼠的故事出自柳宗元的《柳河东集》。故事讲永州有一家主人，出生的那一年是子（鼠）年，他认为老鼠是子年的神，所以十分珍惜爱护老鼠，家里不许养猫养狗，仆人不能打老鼠，家里的仓库、厨房任凭老鼠恣意横行。于是老鼠们相互转告，别的地方的老鼠也都来到他家里，大吃大喝肆无忌惮。他家里没有完整的东西，衣柜里也没有一件完好的衣服，吃的都是老鼠啃剩下的。大白天，成群结队的老鼠和人一起活动，到了夜晚，老鼠啃咬打闹，发出千奇百怪的声音，闹得人睡不成觉。后来他搬走了，搬进来另外一家人，但老鼠依旧像过去一样吵闹，误认为这家人还跟以前的那家人一样。新搬来的人看见了疑惑地说:"这些应该生活在阴暗地方的坏东西,怎么如此嚣张、毫无顾忌,这是什么造成的呢?"于是他们借来五六只猫,关闭大门,清除砖块,浇灌老鼠洞,雇用仆人到处搜寻追捕老鼠,老鼠尸体被扔在偏僻的地方堆得跟山丘一样,臭味好几个月才散去。

永某氏之鼠的故事暗喻小人得志虽能嚣张一时,却不能长久,依仗权势的小人最终会被彻底消灭。这个故事也常被借助于表达推行法治和反腐倡廉的决心,对于恶人的恶行,不能妥协,而要勇敢面对,坚决予以打击。

(八)鼠与生态

达尔文在著名的《物种起源》一书中讲了一个有意思的故事。英国的牛主要以优质的红三叶草为饲料,红三叶草的数量与给其传播花粉的丸花蜂密切相关。奇妙的是,丸花蜂的数量,又取决于田鼠,因为田鼠吃蜂房和蜂幼虫,田鼠量多则丸花蜂减少,而猫吃田鼠,猫多了,田鼠就少了,丸花蜂就多了,红三叶草就兴盛了,牛就养壮了。一切生物处于普遍联系之中,这是辩证法最基本的观点,表面看起来不相关的生物却盛衰依存,祸福相依。

某地曾发生了一次洪涝,许多稻田被洪水淹没了。洪水过后,那里的水稻连着几年都收成惨淡。后来,农民们想出了一个办法,他们托人买了一批蛇放到稻田里,奇怪的是,那一年水稻就获得了丰收。原来洪水淹死了藏在洞里的蛇,田鼠因为可以游到树上和山坡上而活了下来,等洪水退了,田鼠又回到田里糟蹋水稻。现在田里有了蛇,大量的田鼠被蛇吃掉了,水稻就有了好收成。

（九）蛇吃老鼠

蛇喜欢吃老鼠，但老鼠特别机灵，蛇看着老鼠从鼠洞里进进出出，心想，如果能够钻进鼠洞，那么就可以将老鼠轻而易举地捕获。想到这，蛇兴奋得一下子钻进了鼠洞。鼠洞很深，蛇想，只要能够吃到鲜美的鼠肉，钻再深的鼠洞也值。蛇越钻越深，直到无法正常呼吸时才意识到，自己已无路可退。

这个故事隐喻贪心贪欲将会带来杀身之祸。

（十）偷油的老鼠

有三只老鼠结伴去偷油，可是油缸非常深，它们根本喝不到油。它们想出一个很棒的办法，就是一只老鼠咬着另一只的尾巴，吊下缸底去喝油。

第一只老鼠最先吊下去喝油，它在缸底想，油只有这么一点点，不如自己痛快地喝个饱。夹在中间的第二只老鼠也在想，下面的油没多少，万一让第一只老鼠喝光了，那我岂不是要喝西北风？第三只老鼠在上面想着，油那么少，等它们两个喝足了，哪里还有我的份儿？于是，第二只老鼠狠心地放开了第一只老鼠的尾巴，第三只老鼠也迅速放开了第二只老鼠的尾巴。它们争先恐后地掉到缸里，再也逃不出油缸。

这个故事教导我们，在一个团队中不能自私自利，只有团队合作才能互惠互利。

（十一）弃老俗

在古代郧县这一带的"麇国"里，凡是上了60岁的老人，都要按老规矩进"自死窑"冻饿而死。有个叫杨三的农民，偷偷把老父亲养在家里，恰好这时他国送来一只黄牛那么大的"犀鼠"，全国因上下无人能制服这一怪兽而陷入惊恐不安之中。杨三将此事告知老父亲，老人家教他用一只6千克重的猫斗败了犀鼠。国王从这件事认识到智慧丰富的老人是个宝，从此废除了将老人送进"自死窑"的习俗。

（十二）米老鼠的故事

一个年仅21岁的小画家，从家乡提着一小箱绘画材料来到堪萨斯城，身上只有40美元。他借用一家废弃的车库作为画室，车库里还住着一只小老鼠，每天夜里他都会听到老鼠"吱吱"的叫声，抬起头来就看到这只小老鼠用圆溜溜的小眼睛注视着自己。他与这只小老鼠朝夕相处，仿佛建立了一种默契和友谊。不久，他离开了堪萨斯城，去好莱坞制作一部卡通片。然而，他设计的卡通形象被一一否决了，他品尝了失败的滋味，此时他已经身无分文，开始怀疑起自己的天赋。突然，他想起了那双亮晶晶的小眼睛，灵感像一道电光在黑夜里闪现：小老鼠！就画那只可爱的小老鼠！全世界儿童都喜爱的卡通形象——米老鼠，就这样诞生了。他就是大名鼎鼎的沃尔特·迪斯尼。从此以后，他凭借着自己的才干和灵感，一步步筑起了迪斯尼文化大厦。

这是一个非常励志的故事，告诉人们挫折也许是上苍给的机遇。

（十三）猫为啥吃老鼠

猫和老鼠自古以来就是一对仇家，在十二生肖的故事中，老鼠没有叫醒猫或者忘记了帮猫报名而导致猫落选，从此猫对老鼠产生怨恨。这只是一个民间故事，从科学道理上来讲，猫捉老鼠是因为生理的需要。研究表明，一种叫作牛磺酸的物质能提高哺乳动物的夜间视觉能力，可是猫不能自己合成牛磺酸，而老鼠体内却富含这种物质，所以猫只有不断捕食老鼠才能弥补体内牛磺酸的不足，以保持和提高自身的夜视能力。人们从很早就发现了猫捕食老鼠的习性，因此专门饲养猫来对付老鼠，以至于猫的夜视能力不断提升，成为夜间活动能手和老鼠的天敌。老鼠体内牛磺酸的发现对治疗视力疾病有很大帮助，有研究者正在尝试让夜盲症患者食用饲养的老鼠肉来改善他们的病情。

三、鼠用途

（一）田鼠发明农业

田鼠特别喜欢在秋季储存植物草籽作为过冬的食物。每到秋季田鼠们就忙碌起来，一只田鼠抱着结满草籽的草穗躺在地上，另一只田鼠拖着它的尾巴把它往洞里拉，鼠洞里堆满了草籽。这种现象，当时的人类并不在意，因为自然界有许多大型野兽可供人类捕猎，而田鼠生活在草丛和洞中，不是人类的捕猎目标。当被捕猎的野兽越来越少时，人类开始采用火攻的方法进行围猎，即根据风向和地形，从某个地方放火烧山，把野兽赶出，然后在相反的地方埋设好包围圈进行围猎。经过放火烧山的地方，原本杂草丛生的植物群落基本都被烧死了。而田鼠在洞里储存的草籽却躲过了人类放的山火，在雨水的滋润下破土而出。那些躲避火灾的田鼠，由于大火烧掉了遗留在田野上作为路线标志的气味，它们通常

生肖文化与养生趣话

都找不到原来的窝，因此储存的草籽就被留了下来。田鼠是非常会过日子的动物，在漫漫长冬，往往选择先吃掉不够成熟的或颗粒不够饱满的草籽，留着颗粒饱满的种子以备后需，所以那些在鼠洞里没有来得及被田鼠吃掉的草籽，基本上都颗粒饱满。因此，在人类放火烧山行为和田鼠藏草籽行为的共同作用下，实现了对那些长穗结籽的野生谷类的自然选择。年复一年，这些长穗的野生谷类的籽粒越来越饱满，在火烧过的田野里，它们的分布密度也越来越高。直到有一天，人类学会了在秋季收获草籽谷物，继而在春季播种，于是农业就形成了。

在汉语里，许多古老的粮食作物发音都与"鼠"相同，例如"黍（黄米）""粟（小米）""菽（豆类）"。其他能够种植的作物"薯""蔬"的发音也与"鼠"相同或相近，它们分别代表地下、地上、树叶类等可食植物，加工熟食的方法称为"煮"，收藏食物称为"储"。这些汉字命名和发音的原因，很可能与人类当初从田鼠储存的籽里培育出农作物有关。此外，鼠和兔属于非常接近的动物，人类可能也从兔类（包括猴类等）的生活习性中，学会了采集野菜，并且从鼠洞和兔窝里获得野菜种子，并逐渐将其培育成蔬菜，因此我们祖先把能够吃的植物叶茎和块根，也通通称为"蔬"。

古人对黍有着特别的崇敬，很可能是因为我们祖先最早从鼠洞里培育的农作物是黍，其突出的表现就是以黍为度量衡标准。例如，黍米被古人用作容器标准，六十粒一圭，四圭一撮，十撮一升。以"百粒黍"相累为长度标准，称为黍尺（长端相累为纵黍尺，横向相累为横黍尺，通常使用纵黍尺）。

（二）医学实验

研究发现老鼠和人类99%骨骼结构相同，老鼠比猴还像人。

据报道，耶路撒冷大学的研究人员首次公布了老鼠骨骼断层扫描图，图中清晰地展示了老鼠骨骼结构的细节特征。如果把老鼠按比例放大并舒展开来的话，那么除了脸部、足部和尾巴，老鼠的骨骼构架同人类相比几乎没有什么区别。英美科学家通过研究得出结论，老鼠基因密码链的长度与人类相差无几，老鼠为25亿对核苷酸，略少于人类的29亿对核苷酸。80%的人类基因与老鼠完全相同，99%的人类基因与老鼠非常相似。所有这些指标，是在外形上与人类更为接近的猴子都没有达到的。正是基于上述原因，科学家普遍借助老鼠从事人类医学研究工作。豚鼠、大鼠、小鼠都是医学实验常用的研究载体。

1. 豚鼠 豚鼠又名荷兰猪，在医学研究中应用非常广泛。由于豚鼠在生理上存在一些特殊性，因此它的某些实验价值是其他动物无法代替的。在传染病研究、药理学研究、营养学研究、过敏反应或变态反应的研究等方面都有豚鼠的贡献。

2. 小白鼠 小白鼠是野生鼷鼠的变种，属于脊椎动物门哺乳纲啮齿目鼠种。小白鼠的用途之一是做实验动物，被广泛应用于食品、化妆品、药品、生物制品、工业产品和医学等方面的安全性、毒性和效力的实验和检验。小白鼠的用途之二是作为养殖蛇、大型蜥蜴等食肉类动物的饲料。

3. 大白鼠 大白鼠是一种褐家鼠的变种，和小白鼠非常像，但是比小白鼠大很多，体格是小白鼠的五倍以上，也是医学和生物学实验的常用载体。

（三）海狸鼠用途

海狸鼠皮毛质地厚实，柔软耐磨，外观华丽，保温性好。用海狸鼠皮制成的衣服物美价廉，很受工薪阶层欢迎。海狸鼠肉在国际市场上又称海龙肉，它具有高蛋白、低脂肪、无异味的特点，还含有18种氨基酸和30多种微量元素，特别是它的锌和钙比一般畜禽肉高出若干倍，是儿童促进身体发育、增强智力的理想食品，也是良好的女士美容食品之一。海狸鼠血中可以提取一种治疗胃肠道疾病的药物成分，效果良好。海狸鼠油可制作高级化妆品。海狸鼠的骨头制成的药酒治疗风湿效果良好。海狸鼠尾巴里的筋可以用于制造可吸收蛋白手术缝合线，免除了患者拆线的痛苦。因此说海狸鼠浑身都是宝，海狸鼠养殖业是我国一项很有发展前途的新兴产业。

（四）非洲巨鼠用途

非洲巨鼠具有探雷的先天优势。威特金斯自幼对各种啮齿类动物感兴趣，人们眼中丑陋可憎的老鼠被他当宠物养，在他的心里它们是"十分聪明的生物"。大学期间，他接触到一篇关于驯化老鼠辨认炸药气味的文章，从此训练老鼠作为探雷工具成了他的梦想。经过一番调查，他把驯化目标锁定在非洲巨鼠身上。非洲巨鼠，又名冈比亚鼠，性情温顺，有着与生俱来的灵敏嗅觉。他和伙伴们遴选了16只非洲巨鼠进行强化训练，让它们充分熟悉炸药的气味，9个月后16只非洲巨鼠全部出师。巨鼠平均体重约为1千克，不会引爆地雷，它们可以在20分钟内快速搜索200平方米，而一个人使用金属探测器 1 天仅能探测 50 平方米，巨鼠的效率要比人高出很多。如今，非洲巨鼠探雷队已在莫桑比克、柬埔寨、越南和老挝工作，它们不仅可以探测地雷，还可以探测旧弹药和迫击炮，是名副其实的探雷英雄。

四、鼠危害

（一）传播疾病

鼠是许多疾病的中间宿主，它们通过体外寄生虫叮咬、排泄物污染、机械携带及直接咬人等方式传播疾病。据统计，鼠可传播 57 种人类疾病，有史以来死于鼠传疾病的人数远远超过历次战争死亡人数的总和。在鼠所传播的疾病中，危害最大的是鼠疫。中华人民共和国成立前，鼠疫曾在我国某些地方猖獗流行，如 1910 年在东北满洲里一带发生的肺鼠疫，传播到了齐齐哈尔、沈阳、山东、河北等地，流行 7 个月，造成 6 万多人死亡。

（二）对农、牧、林业的危害

鼠类对农业造成的损失非常严重，据世界粮农组织及世界卫生组织早期统计资料显示，全世界每年因鼠害而损失的粮食达 3300 余万吨，约占全世界每年粮食产量的 5%，这些粮食足够供 1.3 亿人吃一年。一般而言，农田鼠害可使粮食减产 5% 左右。我国每年农田受害面积达数亿亩。牧场鼠害主要破坏草场，影响牧草产量和质量，甚至使牧场退化，我国每年受害的牧场有数亿亩。林区鼠害造成树籽被盗食，幼树的树皮被啃食，影响树的出苗率和成活率，我国每年受害林区面积达数百万亩。

（三）对工业交通的危害

老鼠会破坏供电和通信设备，设备被破坏后很容易造成交通事故，还曾有老鼠影响轮船和飞机正常航行的记载，在火车上则常有老鼠骚扰旅客的事例。

（四）主要的防治方法

保护鼠的天敌、放置灭鼠器械、投放化学灭鼠药都是防治鼠害的方法。另外，一些植物本身就具有驱鼠的作用。如"鼠见愁"，经太阳照射后，"鼠见愁"这种植物能散发出一种很难闻的气味，老鼠对这种味道十分厌烦，一闻到这种气味转身就逃。老鼠还害怕郁金香的气味，荷兰的希波机场曾经老鼠成灾，管理方在机场周围种植了大量郁金香，有效地阻止了鼠类闯入。

五、子鼠养生

（一）子时养生

子时指 23：00 ～ 1：00，中医学认为此时是胆当令。子时是一天当中最黑暗的时刻。此时，阴气由极盛开始衰退，阳气开始升发，胆气也随之开始升发。就像一个刚刚燃烧的小火苗，如果在这个时候恣意妄为地工作，那就会消耗掉这个微小的"火苗"。所以人最好在23点前睡觉，这个"小火苗"养起来，第二天才能阳气充盛，精力充沛。《黄帝内经》云："凡十一（脏）取决于胆也。"意思是说胆气若能顺利地升发，人体的各个脏腑就会正常运行，人的状态就能稳定。

（二）效鼠养生功

白鼠洗脸：老鼠有用唾液"洗脸"的习惯，可以仿效老鼠的动作洗搓面部，当然不需要用唾液。每日洗过脸后，将两手用力搓热。然后从上到下搓面49次，轻轻拍打脸部，用热水泡过的毛巾敷面30秒，每天早中晚做3次。

功效：搓脸不但能舒展面神经，还可防治面神经炎、视力减退等，但要注意手部卫生及手法力度。

（三）胆的食疗

1. 肝胆湿热　症见烦躁易怒，口干口苦，胁肋疼痛，头痛目赤，大便干结，小便黄，尿频尿急，舌红苔黄厚腻，脉滑数。荸荠麦芽茶：鲜荸荠250克，麦芽25克，扁豆花10克。以上三味同煮，取汁。温服，荸荠也可食用。

2. 肝胆湿热兼黄疸　症见湿热黄疸，小便不利，水肿。泥鳅炖豆腐：泥鳅、豆腐按2∶1备料，金钱草15克，食盐、葱、生姜、白酒各适量。将泥鳅去鳃，内脏洗净，金钱草洗净，一同放于锅内，加适量食盐、葱、生姜、白酒，大火烧沸后，转用小火煮至五成熟，加入切成片或块状的豆腐，炖至泥鳅烂熟即成。随意服用。

3. 胆气虚　症见口苦，虚烦不眠，易惊恐，情志抑郁，叹息则舒，气短懒言，神疲乏力，右上腹胆囊区隐痛喜按，卧则舒，食欲不振，舌淡，脉细弦。

（1）参芪金钱牛肉片：牛肉500克，金钱草10克，党参10克，黄芪10克，麦芽、谷芽各15克，生姜、红枣、香菇、酱油、味精、白糖各适量。先将牛肉洗净沥干，切成斜片，加入生姜、红枣、香菇、酱油、味精、白糖腌制半小时备用，将金钱草、党参、黄芪、麦芽、谷芽放入锅内清水中，上置笼屉，牛肉片摆在笼屉内，大火蒸 1 小时，熟透入味即可。佐餐食用。

（2）归参炖母鸡：当归 10 克，党参 10 克，茯神 30 克，母鸡半只（约 500 克），姜片、葱段、料酒、食盐、胡椒粉各适量。母鸡洗净、切块，入开水锅内焯去血污，捞出用清水冲洗，沥干水待用。再将洗净、润软的当归、党参、茯神放入料物袋内，与鸡肉一并置于砂锅中，加入姜片、葱段、料酒，掺入适量的清水，大火煮沸后，改用小火或中火炖 1 小时至鸡肉熟烂，加食盐、胡椒粉调味即成。佐餐食用。

（四）鼠的药用

1. 鼠肉 鼠肉性味甘、热，功在滋补强壮、消积化食、消肿解毒。民间用刚生下来的小家鼠泥包烧研，调菜油涂搽，用来治疗烧伤，也有用老鼠毛治人秃疮的记载。《本草纲目》云："妇人狐瘕，因月水来，或悲或惊，或逢疾风暴雨被湿，致成狐瘕，精神恍惚，令人月水不通，胸、胁、腰、背痛，引阴中，小便难……用新鼠一枚，以新絮裹之，黄泥固住，入地坎中，桑薪烧其上，一日夜取出，去絮，入桂心末六铢，为末。每酒服方寸匕。不过二服，当自下。"以下是各种鼠类鼠肉的性味主治。

（1）鼹鼠：又名田鼠。咸、寒，无毒，主治痈疽，诸瘘蚀恶疮。

（2）鼲鼠：又名硕鼠。甘、寒，无毒，主治咽喉痹痛，一切热气。研末含咽，神效。

（3）竹鼰：甘、平，无毒，可补中益气、解毒。

（4）土拨鼠：甘、平，无毒，主治野鸡瘘疮。煮食肥美宜人。其头骨可治小儿夜卧不宁。

（5）貂鼠：又名栗鼠。甘、平，无毒，其毛皮可治尘沙眯目，以裘袖抆之，即去。

（6）黄鼠：又名礼鼠。甘、平，无毒，治多食发疮，可润肺生津、解毒止痛。

（7）鼬鼠：又名黄鼠狼。甘、温，有小毒，煎油可涂疮疥，杀虫。

（8）牡鼠：甘、微温，无毒。可续筋骨，治疗骨折。

2. 五灵脂　五灵脂为鼯鼠科复齿鼯鼠的干燥粪便，具有活血止痛、化瘀止血的功效。现代研究显示，五灵脂能够调节免疫功能，抑制细胞毒素，具有抗炎、抗溃疡的作用，还具有抗血小板聚集、改善血液流变的作用。临床上可以用于血瘀型经行腹痛，产后瘀滞腹痛等妇科痛症，还可用于瘀血阻滞型心绞痛、冠心病及跌打损伤所致疼痛。

（五）鼠元素的中药和食疗

1. 鼠元素的中药

（1）鼠曲草：鼠曲草别名鼠耳草、追骨风、清明菜等，是菊科鼠曲草属植物，可药用也可食用。鼠曲草可用于支气管炎、高血压、风湿性腰痛、哮喘等疾病的治疗，是人们喜爱的传统保健型蔬菜，具有很好的开发前景。

（2）鼠尾草：鼠尾草的化学成分丰富，其挥发油具有较好的药理活性，有显著的抗氧化、抗菌等作用，在医药及香料上有重要用途。它是临床上常用的中药材，具有清热利湿、活血调经、解毒消肿之功，主要用于妇科和神经疾病的治疗，其叶的水浸液可用于治疗咽喉炎。鼠尾草的挥发油可用作化妆品的香料。

（3）鼠李：鼠李又称牛李，具有清热解毒、消食化气、化痰止咳、催吐通便、活血祛风、杀虫等多种功效。近年来，随着鼠李属植物化学成分和药理作用研究的逐步深入，它的多种类型的化学成分，包括蒽醌类、黄酮类、萘酚类、香豆素类等逐渐被发现。现代药理研究表明，鼠李属植物主要含有蒽醌和黄酮两大类化合物，还具有萘酚类及其他类成分，在抗氧化、抗炎、抗菌、抗诱变等方面具有显著效果。《小儿药证直诀》云："治痘疮倒靥黑陷，牛李子杵汁，石器内密封。每服皂子大，煎杏胶汤化下。"

（4）鼠粘子：鼠粘子又称牛蒡子、大力子、牛子等，主产于东北地区和浙江省，性味辛、苦、寒，归肺胃二经，具有疏散风热、祛痰止咳、解毒透疹、利咽消肿等功效。药理学研究证明其具有抗肿瘤、消炎、抗病毒等作用。

（5）鼠妇：鼠妇又名潮虫、鼠妇虫、西瓜虫、湿生虫、地虱婆等，始载于《神农本草经》，"主气癃，不得小便，妇人月闭血瘕，痫、痓、寒热，利水道"。具有破瘀消癥、通经利水、解毒止痛的作用，可用于牙齿疼痛、腹部癥瘕积聚、女子痛经等病症的治疗。现代药效学研究表明，鼠妇虫具有镇痛、抗炎、活血、抗肿瘤及抗病原微生物等作用，对癌性剧痛有较好的缓解作用，还广泛用于多种疣性皮肤病的治疗。《本草纲目》云："产妇尿秘，鼠妇七枚熬，研末，酒服……风牙疼痛，湿生虫、巴豆仁、胡椒各一枚，研匀，饭丸绿豆大。绵裹一丸咬之，良久涎出吐去，效不可言……蚰蜒入耳，湿生虫研烂，涂耳边自出。或摊纸上作捻，安入耳中亦出。"

（6）石鼠、梧鼠：又名蝼蛄、天蝼、蝼蝈、仙姑、土狗，性味咸、寒，无毒。李时珍认为"蝼"是臭的意思，因为此虫气臭，所以叫"蝼"。它具有利大小便，通石淋的功效，主治难产、水肿、石淋、大小便不通、胞衣不下、牙齿疼痛、口疮等病症。《太平圣惠方》云："治十种水病，肿满喘促，不得卧。以蝼蛄五枚，焙干为末。食前白汤服一钱，小便利为效。"《普济方》云："治水病。用大戟、芫花、甘遂、大黄各三钱，为末。以土狗七枚，五月能飞者，捣葱铺新瓦上焙之。待干，去翅足，每个剪作两半边，分左右记收。欲退左，即以左边七片焙研，入前末二钱，以淡竹叶、天门冬煎汤，五更调服。候左退三日后，服右边如前法。"《普济本事方续集》中记载蝼蛄治牙齿疼痛："土驹一个（土驹当作土狗），上一味，用旧糟裹定。次将纸裹，浸火内，令焦，去糟。只将土驹为末，付牙疼处，立效。"

（7）天鼠：又名蝙蝠、伏翼、仙鼠、夜燕。蝙蝠像老鼠，灰黑色，有很薄的肉翅，翅膀与脚、尾相连。它们白天休息，晚上出来觅食，夏天出来，冬天藏在洞中，喜欢吃蚊蚋。其肉味咸，性平，无毒，具有明目、通小便之功，可治疗久咳上气、疮疬、痔瘘、小儿惊风，以及女性产后痛、带下病、不孕等病症。《本草纲目》认为天鼠脑可以"涂面，去女子面皰"。

2. 鼠元素的食疗　蝼蛄大枣汤：适用于小便不利、水肿等病症。蝼蛄7个，大枣5枚，车前子10克。以上三味煎煮1小时。温服，饮汤。

第二章

丑牛趣话

一、牛文化

（一）解"牛"字

"牛"是个部首字，从"牛"部的字本来都与牛有关，但由象形变成会意，词义往往由特指转化为泛指。如"牢"字，牛对人类农耕有巨大贡献，农耕时代家家皆以牛从事耕种，牛任劳任怨，最听主人使唤，耕田、拉车不会违抗，不劳作时主人将它绑在树下也不会乱跑，所以造字时，取义不准乱跑者为"牢"。又如"牲""牷""牺""牧""物""特""件""半""告""解"等字，都有相似的来源。

生肖丑牛的丑字，指十二地支的第二位，属牛。

在古汉字中，丑陋的丑（繁体字丑，会意，写作"醜"）和子丑寅卯的丑（象形，甲骨指爪尖利之形，本义是指爪）原本是两个字，意思也各不相同。《简化字总表》发布，精简了许多字的笔画和汉字系统的字数。现在"丑"多用来形容难看的人或事物，在美学中，丑指否定的审美形态。戏曲中的丑，是戏曲表演主要行当之一，喜剧角色，俗称小花脸。

（二）牛特性

养牛业是我国畜牧业的一个重要分支。牛是草食群居动物，牛群个体间存在等级关系，在活动过程中有领头的"头牛"。牛有结伴而卧、靠坡而卧的习惯。牛的视野宽，盲区小，颜色区分能力差，但对红色敏感，"斗牛"正是利用了牛的这一生理特性。牛听觉敏锐，能听到人听不到的高音和低音，所以牛好静，不喜欢嘈杂的环境。牛的上下唇不灵活，不利于采食饲料，但舌灵活且舌面粗糙，有利于卷食草料。反刍是牛的重要消化功能，牛进食一般比较匆忙，进食后，将未消化的食物从胃里返回口腔，再次咀嚼成食团，然后重新咽下去，使大量饲草变细、变软，能较快地通过胃发酵进入到后面的消化道中，这使牛能采食更多的草料并提高消化率。

（三）牛生肖

传说古时天地混沌一片，鼠在夜半出来活动，"鼠咬天开"之后，牛因鼠打开了天体之缝，于是出来耕大地，故丑时（1：00～3：00）属于牛。

（四）牛象征

牛是中国的十二生肖之一，排名第二。牛是最早被人类驯服的牲畜，为中国几千年的农耕业发展做出了巨大贡献。牛在中国人心中是一种具有神性和图腾文化的动物，中国人素来有爱牛、敬牛、拜牛的习俗。

牛通常被视为勤劳、坚韧不拔的动物，但有时也会因为坚持自己的意愿而表现出倔强的特点，人们用"老黄牛"形容一些勤勤恳恳、甘于奉献、不图名利的人，也用"牛脾气"形容一些执着甚至性格执拗的人。

　　牛的图腾崇拜，可追溯到尧舜禹时期。传说大禹治水，遇高山阻挡，历时八年未成。天上的土星为大禹治水的不懈精神所感，变成勇猛的黄牛，犁出数百里峡道，使治水顺利完成。以土星变身牛，暗示牛象征土，土能克水，牛能克水。之后大禹治水，每治好一处，就要铸铁牛投入水底，以镇水患。后世在治水之后，常设置铜牛、铁牛以镇水魔。

　　牛在古代多为男性的象征。《诗经》中以公牛比喻男性，称丈夫为"老公"，就是源自古代的牛崇拜。许多地区都有用牛为男孩命名的习俗，如"大牛""小牛""铁牛""牛牛"等。我国北方的一些地区，将小男孩的生殖器叫作"牛牛"。古代男童有一种十分流行的发式，叫"角"，就是在头顶左右梳成两个髻，形状好像牛角，古人认为，以牛角之形为男童的发式，模仿了牛图腾的形象，可以得到牛神的保护，获得牛的力量。这种儿童发式至今还在民间流行，而这样的发式只为男童所有，又可见牛确实为男性的象征。

　　牛，体大力强，擅用牛角向上顶。牛自古以来就代表向上的趋势。现代证券市场中的"牛"指一种市场行情，俗称"牛市"，指市场行情普遍看涨，把暴涨的股称为"牛股"。与此相对的是熊瞎子只会低头瞎闯，因此"熊市"则是指行情普遍看淡，延续时间相对较长的大跌市。

（五）"牛""丑"姓氏

1. 牛姓氏　据考证，牛姓者有几种不同的来源。①牛姓据传是商汤的后裔。据《通志·氏族略》等书记载，周武王封微子启（纣王庶兄）于宋，建立宋国。微子启之后有人名牛父，官任宋国司寇。宋武公时，游牧民族长逖人进攻宋国，牛父率军抵御，不幸战死，他的儿子便以他的字为姓，称牛氏。②寮姓改为牛姓。据《隋书》及《路史》记载，隋代人牛弘，其父寮允为北魏时侍中，赐姓牛。③形成于民间。农家与牛为伴，终日不离，于是有人就以牛为姓。④少数民族改姓而来。满族有牛姓者，世居沈阳，归镶黄旗包衣管领；藏族、土家族、蒙古族、东乡族、回族、朝鲜族等民族均有牛姓。

2. 丑姓氏 丑姓氏是一个多民族、多源流的古老姓氏群体，但在当今中国大陆的姓氏排行榜中未列入百家姓前三千位，在台湾地区则名列第一千零九十五位。目前丑氏族人在湖南省长沙市，陕西省富平县，辽宁省辽阳市、锦州市、大连市，黑龙江省哈尔滨市，吉林省长春市，甘肃省庆阳市，山东省济南市，云南省昆明市，河北省唐山市，北京市，江苏省南京市等地均有分布。

（六）牛民俗

自古以来人们就爱牛、敬牛，也形成了相关的传统习俗。"一鞭曰风调雨顺，二鞭曰国泰民安，三鞭曰天子万岁春。"汉族中有"打春牛"之习。据史书记载，自春秋战国时起，凡立春前一日，各地均需在城南门用泥塑一只春牛，天子王公、平民百姓都必须来鞭打春牛以求丰收。明末清初还有"舞春牛"的习俗，每年的立春时节，人们自发来到河边，由人装成河神，在河上装灯彩，各家各户把河神请回自己的家中，在家中的牛栏、猪圈等家禽前进行参拜，以保一年太平，五谷丰登，六畜平安。

苗族是一个以牛为图腾的民族，相传苗族先祖蚩尤"人身牛蹄……头有角，与轩猿斗，以角抵人，人不能向"。苗寨大门上悬挂带角牛头，日常生活中使用牛角酒器，苗族服饰也使用牛角银饰。黔东南独特的苗族鼓藏节，十三年举行一次，是把牛作为图腾最典型、最集中的区域习俗，也是苗族村寨最盛大的祭典活动。苗族历史中将牛与鼓相联系，整个祭祀仪式以"鼓"为核心展开，在全体寨民踩鼓后，举行激烈的斗牛活动，仪式的最后大家唱赞牛歌，在"审牛"环节中杀牛祭祖和祭鼓，直至白鼓节后才宣告持续三年的鼓藏节结束。每年正月初五、十五、二十五或苗族传统节日，苗寨会举行斗牛比赛。苗族把传统信仰、习俗、文化融入斗牛活动。每头斗牛都有一个威武的名字，如"常胜将军"等，"出征"之前要将斗牛全身清洗，披上红花。全寨男女身着盛装，载歌载舞，前往斗牛场为斗牛加油助威。广西同乐苗族乡农历四月初八的"敬牛节"举行传统的敬牛仪式，主要有割嫩草给牛吃、用米酒敬牛、与牛共享黑糯米饭等活动，以示对牛的敬重。

每年农历的二月或八月里逢"亥"的日子，是侗族的斗牛节。侗族喜欢斗牛，村村寨寨都饲养着善斗的"水牛王"。侗族认为牛是龙的化身，斗牛前会祭祀"牛神"以祈福侗寨风调雨顺，同时牛强悍的肌体、硕大的牛角，也是侗族勇敢精神的象征。由此可见，侗族斗牛不单单是一项娱乐逗趣的群众性活动，也是侗族人民祭祀祖先、弘扬民族精神的一种展现形式。节前，侗族各自约好对手，准备斗牛。节日这天清晨，铁炮三响，"牛王"在乐器声中进入斗牛场，伴随队伍手持金瓜、月斧和各种旗帜，前呼后拥，绕场三周，以此作为"入场式"，也叫"踩场"。接着，各队牵着自己的"牛王"，举着火把，严阵以待。铁炮一响，他们便将火把往前一抛，随即参斗的两头牛便冲上去斗作一团，难解难分。场外人群呐喊助威，气氛紧张热烈，十分壮观。侗族人的斗牛舞也是非物质文化遗产保护项目，其模仿牛吃草、牛洗澡、牛犁田的动作及牛打架的场景皆是源于斗牛活动。

马赛人是东非著名的游牧民族，居住在坦桑尼亚和肯尼亚南部的丛林里和草原上，每日三餐几乎都是牛肉、牛奶和牛血。他们衡量一个家庭有多少财富就看这个家庭有多少头牛，并且用牛作货币单位。人们用皮条将牛脖子勒紧，用刀刺入牛怒张的颈静脉，并插上芦苇管，把牛血接在牛皮罐内，他们可口的食物就做好了。

在马达加斯加，人们对牛有着一种特殊的、近乎狂热的崇拜，牛头被当作国家的象征，牛被当作财富的标志，牛繁殖的兴旺也被看作家业兴盛。马达加斯加养的主要是驼峰牛，故又有"驼峰牛之国"的称号。马可波罗在他的游记中记载这里很多居民非驼肉不食，因为他把驼峰牛误认为骆驼了，这里从来没有骆驼。

乌干达的传统彩礼多是兽皮、象牙、鸟羽等，男女双方仅以此作为联姻的信物。今天，他们的彩礼多为牛、羊、现钞等。牛在当地人的家庭经济中占有重要地位，被视为"家庭银行"和新娘彩礼，经济价值显得越来越重，当地流行"花几头牛娶老婆"的说法。

西班牙斗牛历史悠久，现在，西班牙共有大小斗牛场400多个，最大的可容纳2.5万人。斗牛所用之牛是专门喂养的，放养于农村，并尽可能要它们少见人，放养时间需要4～6年。斗牛要举行入场式，在雄壮奔放的乐曲声中，20

来名斗牛士入场，他们头戴三角帽，身穿绣花紧身衣、紧腿裤，队伍由两名骑士率领绕场一周，向观众致意，在这之后由主持人宣布斗牛开始。

西班牙北部的潘普洛纳市每年 7 月 6 至 14 日都会举行圣费尔明节，吸引着来自世界各地的游客，其中的高潮节目是奔牛活动。每天清晨 8 点，一年一度的奔牛活动开始。"奔牛路"位于庞普洛纳老城区，长约 880 米，是一条石板街，车行道狭窄。奔牛节当天，通道两侧会用双层栅栏隔开，让被牛追赶的人在危急时刻可以"骑墙"逃生。节庆期间，每晚都有烟花表演，歌舞节目在小城各角落上演，每条巷子的空气都注满快乐，每间酒吧都座无虚席、热闹非凡。

二、牛故事

（一）放牛吃牛的朱元璋

朱元璋自小就胆识过人，很讲义气，据说他小时候给地主放牛，早出晚归地干活，时常忍饥挨饿。有一次，他与一群与他一样贫穷的孩子在一起放牛，孩子们实在是太饿了，朱元璋便指挥着大家杀了一头自己牧的小牛，随即炖着一起吃了。肚子填饱了之后，大家才害怕了起来，为朱元璋着急："小牛没有了，你回去怎么交差？"朱元璋若无其事地说："不怕，就对地主讲牛钻进山洞里了，我们拉不出来，看他有何办法。"于是大家一齐埋好牛皮、牛骨头，将牛头放在山的另一面，尾巴塞在石头缝里，然后各自赶着牛回去了。朱元璋回到村里，地主发现少了一头小牛，就责问他，朱元璋说："那牛不知怎么搞的，钻进山缝里出不来了。"地主不信，要亲自去看，朱元璋领着地主找到那块大山石，果然有条小牛尾巴露在石缝外面。这套把戏岂能骗过狡猾的地主，朱元璋当晚就被狠狠打了一顿，丢了饭碗，但是他却因此在小伙伴们间树立了威望，大家都心甘情愿地将他当作头领，当年放牛的小伙伴汤和、徐达、周德兴等都追随他成为明王朝的开国元勋。

（二）机智聪明断牛案

1.包公断牛 有个农民到包公的县衙告状，说有人割掉了他家耕牛的舌头，请求缉拿凶手，这样的小案子既稀奇又无从查起，所以包公对他说："牛舌都没了，吃食困难，估计也活不长了，还是干脆把牛杀了卖肉换点钱吧。"农民以为包公不肯受理此案，也只有照办了。当时宋朝法令有"禁杀耕牛"一条，所以很快有人来县衙控告该农民私杀耕牛。包公升堂喝问道："大胆歹徒，为什么割了人家的牛舌，又来告人家私杀耕牛！"那人一听，十分惊恐，便招供了因个人恩怨而意欲陷害对方的犯罪动机。

2.仲文断牛 南北朝时期，有个聪明的少年叫于仲文。这天，村子里的任家和杜家各丢了一头牛，两家派人去找，但只找回了一头牛，两家都说找回的牛是他们家的，州官无法断案，请于仲文来帮助处理此案。于仲文先叫人用鞭子狠命地抽打那头牛，他在一旁冷眼观察，见任家的人很心疼，而杜家的人满不在乎，接着，他让两家都把自家的牛群赶来，把被打的牛放开，只见那牛直奔任家的牛群，于仲文立即宣布，那头牛是任家的。

（三）分牛办法真巧妙

古印度流传着一个"分牛"的故事。有一个农夫死前留

生肖文化与养生趣话

下十九头牛和一个古怪的遗嘱：十九头牛中的一半分给大儿子，四分之一分给次子，五分之一分给小儿子。农夫的儿子们为怎么分牛而争论不休时，有个陌生人牵着一头牛走过，于是农夫的儿子们向他请教如何分配。这个陌生人把自己的一头牛暂时借给了农夫的儿子们，然后开始分配。他把二十头牛的一半即十头给了老大，把四分之一即五头分给老二，把五分之一即四头分给小儿子。陌生人分完了以后说："十加五加四正好是十九。余下的那头还给我吧。"这真是个绝妙的办法，遗嘱的问题就这样解决了。

（四）吹牛原本非贬义

现在"吹牛皮""吹牛"多指说大话、夸口，其实"吹牛皮""吹牛"的本意与现在的意思正好相反。人类在没有学会耕种以前，以打猎为生，而野牛生猛异常，要想猎到一头牛，可不是件容易的事。在猎到牛之后，打猎的人会叫没有打猎的人一同分享猎得的果实。一顿美味的牛肉吃饱之后，打猎的人要讲述打猎的经过，其间会讲到猎牛时的惊险和艰辛，没参加打猎的人听后，唏嘘不已。如此，"吹牛"的原意是，猎牛者讲述猎牛经过时，听的人唏嘘不已。古时黄河水运，常用牛皮做成袋子，充气作伐，过去可没有充气筒，全靠一张嘴吹，所以吹起牛皮筏子那可得有真功夫，故"吹牛皮"原形容有真功夫的人。人在"吹牛皮"的时候，常常会显得气势夺人，依据这一点，人们又把运势走旺的人和事形容为"真牛"。

（五）对牛弹琴确有效

"对牛弹琴"这一成语，始见于《庄子·内篇》。众所周知，它比喻的是对愚蠢的人讲高深的道理，或指说话做事不看对象，实际上这种理解有断章取义之嫌。汉代牟融的《理惑论》载："公明仪为牛弹清角之操（古琴曲），伏食如故，非牛不闻，不合其耳也。转为蚊虻之声，孤犊之鸣，即掉尾奋耳，蹀躞而听。"公明仪给牛弹奏高雅的曲子，孰料此牛仍低头吃草，无动于衷。公明仪认为错不在牛，而是自己没有了解牛的习性所致，于是用琴模拟蚊虫和孤独牛犊的叫声，牛便立即竖耳聆听了。所以，这则成语的原意是应理解他人，与"因材施教"有相通之义。牛也并非现传故事中对音乐充耳不闻的生物，如现代养殖场为奶牛播放音乐使牛奶产量增加，证明牛也是会对音乐产生反应的。

（六）勤恳老牛坏心眼

谚语是熟语的一种，是流传于民间的比较简练而且言简意赅的话语，多为口语形式通俗易懂的短句或韵语。民间谚语不少与动物的脏器、食品有关，如"好心当成驴肝肺""坏心眼"等。

动物脏器分上水、下水和杂碎。上水为心、肝、肺，下水为大肠、小肠和肚（胃），杂碎为脾、胰、肾、膀胱、淋巴等，价格分别是上水最好，下水次之，杂碎最差。上水中心脏味道口感最好，价格最高，所以形容人善良时称之为好心。相比于心，肝的味道次之，肺最差。为什么谚语会专提"驴肝肺"呢？是因为马属动物没有胆囊，胆汁多储存在肝脏中，所以肝脏味道苦涩，古代马、骡属军用品，不准作食物宰杀，所以平民只能吃到驴的肝、肺。动物的肺中有很多气管，气管中多有黏液，很难清洗干净，又因驴喜欢在沙地里打滚，尘土吸入肺中形成尘肺，所以驴的肺最难吃，故

"驴肝肺"成为好心的反义词。

那么形容人心术不正的"坏心眼"又是怎么回事呢？原来牛吃草时误将铁条吞下，这类异物沉入牛的网胃中，穿破网胃造成网胃炎，再往前穿过膈肌刺破心包就会造成心包炎，再往前刺入心脏就会造成心肌炎，牛的心脏上就形成了一个坏死的洞，牛有了"坏心眼"，就意味着离死不远了。这种有坏心眼的牛心脏多有脓状物，味恶臭，故形容一个人居心不良时称其有"坏心眼"。

（七）催人泪下牛与水

在青海一个极度缺水的沙漠地区，珍贵的水要靠驻军从很远的地方运来，每人每天的用水量严格限定为两千克，包括日常的饮用、洗漱、洗菜、洗衣和喂牲口。在那里人和牲畜都很缺水。有一天，一头憨厚的老牛挣脱了缰绳，闯到运水车必经的公路旁。运水的军车来了，老牛迅速冲上公路，司机紧急刹车，军车停了下来。老牛沉默地站在车前，任凭司机怎样驱赶就是不肯离开，司机和牛这样对峙了很久，运水车无法前进。后来，牛的主人来了，主人扬起长鞭，抽打瘦骨嶙峋的老牛，牛被打得哀哀叫唤，还是不肯让开。最后，运水的战士从水车上取出半盆水，放在老牛面前，出人意料的是，老牛没有喝水，而是仰天长哞，似乎在呼唤什么。不一会儿，沙堆背后跑来一头小牛，老牛慈爱地看着小牛喝水，伸出舌头舔舔小牛的眼睛，小牛也舔舔老牛的眼睛，然后在一片寂静中，它们掉转头往回走了。

（八）犊牛救母感人心

明朝年间，有个叫赵五的屠户买了一大一小两头牛。有一天当他准备将母牛杀掉时，忽听门外有人叫门，他放下刀去开门，却没有看到人。他返身回来，只见牛犊跪对着母牛垂泪，屠刀不知哪里去了。赵五心存疑惑，拉起牛犊，发现刀就压在牛犊的身下。当赵五捡起屠刀时，牛犊泪如泉涌，对着母牛哀鸣不已。赵五顿生怜悯之心，他放下屠刀，牵母牛和牛犊到三清阁出家修道。到了三清阁，母牛渴了，牛犊用角穿石成井，泉水涌出，母牛喝上了甘泉。此泉因此被称为孝牛泉，就坐落在云南省昆明市西山公园真武殿后的罗汉岩下。

（九）梁山好汉吃牛肉

众所周知，《水浒传》中梁山好汉"大碗喝酒，大块吃牛肉"的场面比比皆是，似乎这样才能体现出好汉的英雄气概。但是中国自西周到清朝，一直对牛都存有很高的敬意，很多时候法律强行规定牛在禁杀之列，对私自宰牛者，历朝历代也有着严厉的惩罚措施。那么，为什么绿林好汉们却偏偏喜欢吃牛肉呢？其中又藏有怎样的玄机？《水浒传》中涉及屠宰牛和吃牛肉的场景有四十几处。例如第三十八回"及时雨会神行太保，黑旋风斗浪里白条"中，宋江见李逵把三碗鱼汤和骨头都吃了，便把酒保叫过来说道："我这大哥想是肚饥，你可去大块肉切二斤来与他吃，少刻一发算钱还你。"酒保道："小人这里只卖羊肉，却没牛肉，要肥羊尽有。"宋江其实并没有点名要牛肉，可是有些不言自明。而李逵听说没有牛肉，便十分恼怒，把鱼汁劈脸泼去，淋那酒保一身。吴用去找阮氏兄弟入伙，阮小七在村旁小店，切了十斤"花糕也似的肥牛肉"，直吃到天色渐晚，等到吴用回请时，又买了二十斤生熟牛肉。林冲雪夜上梁山前，"把花枪挑着酒葫芦，怀内揣了牛肉"。武松在"三碗不过冈"的店里吃下四斤熟牛肉，喝了十八碗酒，最终把虎打死。梁山好汉相聚时，牛肉更是不可缺少的食品之一。为什么梁山好汉执意要跟牛过不去呢？正因为牛肉是违禁食品，因而吃牛肉则代表了造反精神，可以表现梁山好汉对法律、朝廷的藐视和强烈不满。

（十）田单巧布火牛阵

公元前285年，燕昭王派乐毅统率五国大军，大举进攻齐国，攻克齐国七十余城池，齐国只剩莒城和即墨两地未被攻下。乐毅的军队攻打莒城不下，转而包围即墨。即墨城中没有领兵御敌的主将，于是大家推选田单主持守城。田单当了即墨守将后，巧施连环计迷惑了燕军。田单将城内的一千多头牛集中起来，在它们身上披上画有五颜六色龙纹图案的绸布，牛角上绑上锋利的尖刀，牛尾上缚着浸了油的麻丝，在城墙根凿开了几十处洞，将牛牵到洞口。待到晚上，他命士兵们在牛尾上点着了火，尾上着了火的牛，疯狂地冲出墙洞冲向燕军阵地。而此时燕军将士却还在睡梦中，一点戒备也没有。突然间被疯牛的嚣叫声和冲天的火光惊醒，只见大批花身怪兽杀入，个个吓得腿脚发软，魂不附体，以为是天兵天将杀来，只顾得抱头鼠窜逃命，互相践踏，混战中燕军主帅也被田单一戟戳死。田单一直率领齐军将燕军赶出了齐国的北部边界，临近灭亡的齐国又得以恢复。

（十一）"李冰斗牛"都江堰

中国式斗牛是由流传数千年的牛图腾崇拜文化衍生出的民俗祭祀活动，起源于广为传颂的"李冰斗牛"故事。

公元前 256 年的春秋战国时期，李冰治蜀，为根绝当地的旱涝灾害，创建了人类历史上第一个水利工程——都江堰。《华阳国志》上记载，都江堰建成后，"水旱从人，不知饥馑，时无荒年"。当地人民为此编撰了"李冰斗牛"的美好神话故事以歌颂李冰的贡献。传说江神每年向百姓索取两名美貌少女为妻子，否则便发动洪水。每到祭神之日，百姓苦不堪言，却又无可奈何。李冰让自己的女儿扮作江神的新娘，亲自到江神祠送嫁，并与江神对饮。酒过三巡，李冰厉声斥责江神的害民之举。忽然间，他和江神都消失不见了。过了很久，人们发现有两头壮硕的公牛在江边斗成一团，斗得天昏地暗，地动山摇。又过了许久，李冰汗流浃背地回来了，他对属下官员们说："我变作公牛与江神角斗，已经斗得筋疲力尽。你们应该助我一臂之力，南面腰部有白色条纹的那头牛便是我的化身，一会我们再斗，你们出手帮我制服江神。"于是，他手下的官员拔剑刺杀了江神化身的公牛，江神就这样一命呜呼。从此以后，蜀地再无水患，蜀地的百姓敬仰李冰的气魄和果决，常称赞体格健壮的年轻人为"冰儿"。

牛具备"水"和"土"的属性，而李冰变化而成的牛代表"土"，江神变化而成的牛代表水，李冰最终击败江神，这正反映了五行相克中的"土能克水"。这个传说，既有神话性，也有中国传统的哲学思想。水滋养土，土克制水，两者达到阴阳平衡，因此大地不旱，江河不涝，百姓安康。后世为了纪念李冰，慢慢形成了斗牛的民间习俗。

中国斗牛文化多以牛斗牛，而不是以人斗牛，是一项精彩、文明的文化活动。现代多地都有斗牛盛会，中国斗牛活动对于弘扬中国传统文化，丰富群众业余文化生活，有着重要的现实意义。

（十二）"牛"之最

1. 最牛的牛——华尔街铜牛 位于美国纽约市华尔街边上的一个硕大的铜牛雕塑，身长 5 米、重 3.2 吨。如今，华尔街铜牛已成为力量和勇气的象征，寓意股市永保"牛"市。路人或游客都希望摸下铜牛，以此给自己带来财运。

2. 最幸福的牛——印度神牛 印度瘤牛被当地人奉为"印度神牛"，不可食用，不可屠宰，也不可出售。在印度，无论是城市还是乡村，总会看到神牛的踪影。它们或结群游荡，或独自优哉行动，人车要为其让道，它们走到哪里吃到哪里，即使在首都新德里，神牛也能堂而皇之地走来走去。

3. 最艺术的牛——牛雕塑 1998 年起源于瑞士的"艺术牛"活动，是世界上著名的公共艺术活动，已在全球多个城市举办。形态各异、五彩缤纷的艺术牛雕塑，给人们带来了快乐和艺术的气息。

4. 最先进的牛——克隆牛 1998 年 7 月 5 日，两头体细胞核移植克隆牛在日本石川县诞生了。日本石川县畜产综合中心与近畿大学畜产学研究室在宣布这一成果时指出，这两头牛犊是利用与克隆多利羊相同的细胞核移植技术克隆成功的。

三、牛用途

（一）牛肉

牛肉中蛋白质含量高，脂肪含量低，氨基酸组成比猪肉更接近人体需要，并且维生素和矿物质含量丰富，营养成分易被人体吸收，对儿童生长发育、提高免疫力都十分有益。

中医古籍中早有对牛肉的记载，《韩氏医通》云："黄牛肉补气，与黄芪同功。"《医林纂要》云："牛肉味甘，专补脾土。脾胃者，后天气血之本，补此则无不补矣。"

现在中医一般对体虚乏力、中气下陷、筋骨酸软、贫血久病及面黄目眩者推荐食用牛肉。

（二）牛奶

牛奶是最古老的天然饮料之一，被誉为"白色血液"，对人体的重要性可想而知。

中医古籍《新修本草》云："牛乳，性平，生饮令人痢，熟饮令人口干，微似温也。"《千金翼方》云："牛乳性平，补血脉，益心，长肌肉，令人身体康强，润泽，面目光悦，志气不衰。故为人子者，须供之以为常食。一日勿缺，常使恣意充足为度也。此物胜肉远矣。"

现代研究发现，牛奶中的碘、锌和卵磷脂能大大提高大脑的工作效率；牛奶中的镁元素可以提高心脏和神经系统的耐疲劳性；牛奶能润泽肌肤，经常饮用可使皮肤白皙、光滑，增加皮肤弹性；儿童常喝鲜奶有助于身体发育；老人喝牛奶可补充钙质需求量，减少骨质流失，降低骨质疏松症的发生概率。

（三）牛皮

牛皮是现在运用最广泛的天然皮革原料，具有面积大、质地坚硬、可塑性强等特点，被广泛应用于各类皮具和产品外观中。

（四）牛角

牛角是多个民族的乐器原材料，流行于桂、黔、滇、川、湘、粤、琼等省区，亦可做装饰工艺品。用牛角做成的牛角梳梳头，可以加速头皮的血液循环，增强免疫力。戴牛角手链对关节炎、风湿等病症有辅助康复功效。

（五）牛粪

牛粪是蒙古族重要的燃料，现在也用作蔬菜和经济作物的肥料，可以得到很高的效益。牛粪还可以作为饲料添加剂来养猪、养鱼、养鸡等。随着技术的发展，利用牛粪发酵发电已经成为新的产业发展方向。

四、牛危害

（一）疯牛病

疯牛病，即牛脑海绵状病，1986 年首次在英国报刊上报道。这种病波及法国、爱尔兰、加拿大、丹麦、葡萄牙、瑞士、阿曼和德国等多个国家。据考察，这些国家的疯牛病多是因为进口英国牛肉引起的。牛的感染过程通常是：被疯牛病病原体感染的肉和骨髓制成的饲料被牛食用后，经胃肠消化吸收，病原体经血液达到大脑，破坏大脑，使其大脑失去功能呈海绵状，导致疯牛病发病。

人类被感染通常是因为以下几个因素：一是食用感染了疯牛病的牛肉及其制品导致感染，特别是从脊椎剔下的肉（德国牛肉香肠多选用这种肉）；二是某些化妆品除了使用植物原料，也使用动物原料，如胎盘素、羊水、胶原蛋白、脑糖等成分，所以化妆品也可能含有疯牛病病毒；三是医源性感染，如由输血、医疗器械、生物制品污染引起。

一旦发现有牛感染了疯牛病，要坚决予以宰杀并进行焚化深埋处理。有看法认为，即使染上疯牛病的牛经过焚化处理，其灰烬仍然有疯牛病病毒，如果把灰烬倒在堆田区，病毒就可能因此散播。现在对于疯牛病尚缺乏有效的治疗方法。

（二）口蹄疫

口蹄疫是由口蹄疫病毒感染引起的偶蹄动物的急性接触性传染病。家畜中牛、羊、猪均可患病，其中牛最易感，人也可患病。本病一年四季均可发生，以春、秋两季易流行。另外，易感畜群的口蹄疫有周期性暴发流行的趋势。

牛口蹄疫病毒一般通过病牛唾液、尿液及排泄物等进行传播，动物产品如病牛皮毛、肉、奶也可以快速传播牛口蹄疫。运输车船、工具、水源、牧场、饲料的人员和非敏感动物都是重要的传染媒介。不同年龄的动物易感程度有差别，年幼动物发病最严重，死亡率高。病畜病初发烧可达41℃，口流涎，1～2天后，在唇内面、舌面、齿龈、颊部黏膜上发生直径1～3厘米大小不等的水疱，水疱破裂，形成边缘整齐的红色糜烂面，如继发细菌感染，即发生溃疡。在口腔发生水疱的同时，趾间和蹄冠皮肤红肿，进而色苍白，形成水疱，水疱破溃后留下红色糜烂面，随后结痂。如有细菌感染，则发生化脓，蹄不能着地，甚至蹄壳脱落。乳头也常发生水疱，进而出现烂斑。有继发感染时，会引起乳腺炎，泌乳停止。犊牛吮乳感染后，体表症状不显，主要表现为出血性肠炎和心肌麻痹，心肌变性、坏死，呈现淡黄色斑纹，或见不规则斑点，心内外膜出血，俗称"虎斑心"，病死率很高。防治口蹄疫需要严禁自有病的国家和地区购入种畜及畜产品、饲料等。严格执行牲畜及其产品的检疫工作。引进种畜应严格检疫，隔离观察。

（三）牛蜱

牛蜱俗称牛虱子，属蜱螨类蜱总科的节肢动物，主要附在温血脊椎动物体上以吸血为食，是很多人类和动物传染病的重要媒介。牛蜱吸食牛大量血液，大量牛蜱寄生同一牛时可引起该牛发育不良、消瘦、贫血等。某些牛蜱分泌的唾液含有神经毒素，可以抑制肌神经接头处乙酰胆碱的释放活动，造成运动性纤维的传导障碍使牛肌肉麻痹，导致牛呼吸衰竭而死亡。已知牛蜱是很多种病毒、细菌、螺旋体、立克次体等的传播媒介和贮存宿主，具有传播疾病的风险，其中大多数是重要的自然疫源性疾病和人畜共患病，如得克萨斯牛热、微粒孢子虫病、落基山斑疹热、兔热病、出血热和脑炎等疾病。

（四）牛结核病

牛结核病是在牛身上极易出现的一种传染性的慢性疾病，在非洲分布广泛。牛结核病主要是由牛分枝杆菌和结核分枝杆菌引起的，也是一种人畜共患的结核类传染疾病。人类感染牛结核病的症状不同于感染普通结核病，普通结核病常严重损伤肺功能，儿童感染牛结核病通常会发生腹部感染，年龄更大的患者会产生颈部淋巴结肿胀，甚至淋巴结溃烂。

人们可能通过饮用未经巴氏灭菌的牛奶或者羊奶，或食用被屠宰动物受感染的器官而感染牛结核病，牧牛人可因空气传播感染牛结核病。

五、丑牛养生

（一）丑时养生

丑时为1：00～3：00，是肝当令的时间。中医学认为，肝的功能分两方面，一主藏血，二主疏泄。肝的疏泄包括情志的疏泄和气血运行的疏泄、脾胃功能的疏泄。肝开窍于目，主筋，主泪液。肝对应春季，中医把肝叫作"罢极之本"，意思是说疲劳的根本在于肝。又把肝叫作"将军之官"，把"肝"类比为雷厉风行、说一不二、怒发冲冠的大将军，说明肝与人的情绪、应激功能有关。肝应春季，主生发。此处的生发不是生长头发，是指生机的启动，一年之计在于春，自然界万物都是春生夏长秋收冬藏，肝的生发代表了人体生命活动的生机。

丑时当安睡以养肝。当今的很多年轻人，因应酬、玩乐、工作等原因，在丑时还不入睡，久而久之，就会消耗肝血，影响肝经的功能。中医学认为，肝的功能失调，可能会出现各种与"肝"有关的病证。肝的病证分虚证和实证。肝的虚证主要包括肝气虚和肝血虚。肝气虚则生发能力不足，症见怯懦、体弱、语声低微，食欲差，倦怠乏力、闷闷不乐、郁郁寡欢；肝血虚则不能养肝目，不能荣养筋脉、爪甲，症见目干、视物模糊、指甲干涩、肌肉抽搐。肝的实证包括肝郁气滞、肝火炽盛、肝经湿热等。肝郁气滞者症见烦躁易怒、两侧肋骨下胀痛，女性乳房胀痛、痛经；肝火炽盛者症见暴躁如狂、双目红赤、大便干结；肝经湿热者症见口

生肖文化与养生趣话

苦口干、烦躁易怒、多梦，女性带下黄稠如脓。

肝的保养，需做到睡眠充足，早睡以养肝血。肝的饮食调养，需具体情况具体分析，乱服误服可能适得其反。肝应春季，主生发，春季是养肝的大好时机。肝气不足者，在春季可吃一些象征生发的食物，例如韭菜、香椿等。肝血不足者，以养肝血为主，可选枸杞子、桂圆肉、熟地黄炖食汤品、粥品。若一味注重生发肝气，可能更加消耗肝血。肝火炽盛、肝经湿热者则应避免进食辛辣、香燥食物，更不应该一味滋补肝血。

（二）效牛养生功

金牛嚼草：像牛一样咀嚼食物，细嚼慢咽。

功效：助消化、防脑衰。

（三）肝的食疗

1. 肝气郁结 症见情志不舒，胸闷胁痛，不思饮食，大便不爽，苔白舌边红，脉弦。

（1）谷麦芽鲫鱼汤：生麦芽、生谷芽各 30 克，鲜玫瑰花 30 克，鲜薄荷 10 克，鲫鱼 500 克，生姜 6 克，香油、食盐各适量。鲫鱼煎至两面金黄，加适量水和生姜，生麦芽、生谷芽装入布包，加入锅内一起大火煮沸半小时，至鱼汤呈白色，将玫瑰花与薄荷装入另一个布包，煮两沸，取出两个布包，加香油、食盐调味为汤。吃鱼饮汤。

（2）九香玫瑰酒：九香虫 30 克，干玫瑰花 30 克，枸杞子 50 克，熟地黄 50 克，米酒 1 升。九香虫炒半熟，四药入米酒浸 1 个月后服用。每日 1 次，每次服用 50 毫升。

（3）桔梗胡椒牛肉汤：牛肉 100 克，桔梗 10 克，胡椒

3～5粒，食盐适量。牛肉洗净切片，焯水，锅内重新加水，加牛肉片及桔梗、胡椒，水沸后小火炖煮1小时，加食盐调味。食肉饮汤，每周两次。

2. 肝气郁结兼胃痛 症见胃脘疼痛，嗳气频频，腹满胀痛，食欲不振。橘皮二花茶：橘皮10克，玫瑰花10克，素馨花5克。以上三味，一同放入保温杯中，冲入沸水加盖焖泡15分钟即可。温服。

3. 肝气郁结兼腹痛 症见腹痛胀闷，痛无定处，痛引少腹，或兼痛窜两胁，时作时止，得嗳气或矢气则舒，遇忧思恼怒则剧。香附牛肉汤：香附15克，牛肉100克，胡椒粉、食盐适量。牛肉洗净，切片，焯水，锅内重新加水，牛肉片与香附一起煮沸后小火炖煮半小时，加食盐、胡椒粉调味。食肉饮汤，每周两次。

4. 肝气郁结兼失眠 症见失眠，心情抑郁，胸胁或少腹胀满，咽部异物感。

（1）双花银耳羹：干银耳50克，橘皮5克，白糖50克，素馨花5克，合欢花5克。干银耳、橘皮、白糖加水煎煮30分钟，加入素馨花、合欢花，煮沸片刻即可。温服。

（2）香橼饮：鲜香橼1个，麦芽糖适量。上两味，隔水炖3～4小时即成。每次服15毫升，每日2次。

5. 肝火上炎 症见急躁易怒，头晕头胀，口干口苦，舌红苔黄脉弦数。菊花茶：菊花若干。菊花开水冲泡。温服。

6. 肝血虚 症见头晕，目眩，面色无华，夜寐多梦。

（1）猪肝蒸柏子仁：猪肝180克，柏子仁9克，枸杞子30克，黄酒、食盐、酱油各适量。猪肝表面喷洒黄酒，腌制半小时备用，将柏子仁、枸杞子铺在笼屉底部，上面摆放切好的猪肝，蒸熟，加食盐、酱油调味。佐餐食用。

（2）酸枣仁粥：酸枣仁 15 克，大枣 5 枚，小米 150 克，红豆 30 克。酸枣仁用纱布包好，与大枣、小米、红豆同煮。温服。

7. 肝阴虚 症见头痛，眩晕，耳鸣，目干畏光，急躁易怒。

（1）石斛养肝饮：石斛 15 克，枸杞子 10 克，麦冬 10 克，人参 5 克。上四味，煮水 1 小时。温服。

（2）枸杞叶炒甲鱼：枸杞叶 200 克，甲鱼 1 只（400 克），生姜、葱、料酒、精盐、味精、鸡精、白糖各适量。枸杞叶和甲鱼用色拉油炒熟，放生姜、葱、料酒、精盐、味精、鸡精、白糖调味。佐餐食用。

8. 肝阳上亢 症见头晕目眩，头目胀痛，口苦，遇烦、劳、郁、怒加重。

（1）菊花决明饮：杭白菊 6 克，决明子 10 克。上两味，开水冲泡。温服。

（2）天麻鲢鱼汤：天麻 15 克，鲢鱼 1 条（500 克），豆腐 200 克，葱、生姜、食盐、味精、鸡精各适量。鲢鱼煎至两面黄，加水适量，水沸后加豆腐、天麻，大火炖半小时，加葱、生姜、食盐、味精、鸡精调味。饮汤食肉。

9. 肝风内动 症见眩晕，肢体震颤、麻木、拘急，舌红，苔薄白或薄黄，脉弦浮。

（1）阿胶鸭蛋黄老鸭汤：老鸭半只，阿胶 10 克，鸭蛋 2 个，白菜心 80 克，料酒、食盐、味精、鸡精、胡椒粉各适量。老鸭切块，用料酒、姜片腌制 1 小时，焯水，锅内重新加水，放鸭肉块、姜片、白菜心小火煲半小时，加阿胶，边搅边煲，直至阿胶融化，鸭蛋打碎，取出蛋黄，冲入沸汤中，加入味精、食盐、鸡精、胡椒粉调味。饮汤食肉。

（2）洋参炖乌龟：西洋参10克，草龟1只，猪瘦肉100克，生姜、葱、料酒、食盐、味精、白糖各适量。草龟剥去外表粗皮、内脏，剁成小块，加入料酒、生姜、葱氽水5分钟，捞起后与猪瘦肉、西洋参、生姜、葱一起慢火炖煮1小时，待肉烂后加食盐、味精、白糖调味。饮汤食肉。

10. 寒凝肝脉 症见小腹冷痛，阴茎痿软，得温则舒，遇寒加重。花椒山药粥：花椒粉5克，山药粉、白面粉各50克，生姜、葱白各10克。以上五味煮粥。温服。

（四）牛的药用和食疗

1. 牛的药用

（1）牛肉：牛肉是餐桌上的美味佳肴，不仅营养价值很高，而且有补脾胃、益气血、强筋骨、消水肿、除湿气等功效。

（2）牛奶：牛奶有止渴、养心肺、润皮肤之功效。孙思邈认为牛乳"性平，补血脉，益心，长肌肉，令人身体康强，润泽，面目光悦"。

（3）牛血：牛血有理气补中之功，可治疗便血、血痢、闭经等病症。

（4）牛肝：牛肝能养血、补肝、明目、抗疲劳，可以用来治疗血虚面色萎黄和夜盲症。

（5）牛肾：牛肾对老年体弱、阳痿者有补益之功。

（6）牛黄：牛黄即牛的胆结石，具有镇痉、镇静、清心、退热、解毒、利胆、化痰等功效。著名的中成药安宫牛黄丸就是以牛黄为主要成分制成的。

（7）犀牛角：犀牛角是众所周知的名贵中药材，具有清热、凉血、解毒、定惊之功。据研究发现，水牛角也具有犀牛角的功效，只不过用量宜大。由于犀牛属于濒危保护物种，临床上多以水牛角代替犀牛角。

（8）牛脾：牛脾性温，味甘微酸，能健脾消积，善治脾胃失健、消化不良、食积痞满。

（9）牛筋：牛筋能滋肝、壮筋骨。

（10）牛蹄：牛蹄能治疗女性崩漏、赤白带下等病症。牛蹄甲能止血、消瘀、接骨，烧炭冲服，可治疗小儿夜啼。

（11）牛鼻：牛鼻可安胎，治疗女性产后缺乳。

（12）牛齿：《圣济总录》一书中的牛齿散，就是用牛齿与鸡蛋壳烧研为散，用于久溃不愈的下肢溃疡，有意想不到的功效。

（13）牛骨：牛骨烧灰研服，可治疗水谷痢疾。

（14）牛髓：牛髓可治虚劳、泻痢、手足皲裂。

（15）牛胞衣：牛胞衣烧灰研末，可治久治不愈的溃疡。

（16）牛血清：21世纪初，西方医学家在研究白喉抗毒素的过程中，曾一度借助于牛血清，人类在防治白喉的过程中也有牛的功劳。

（17）牛痘：1980年，世界卫生组织宣布，人类在地球上基本消灭了天花。其中，牛痘立下了赫赫战功，在人类医药史上也写下了光辉的一页。

2. 牛的食疗

（1）枸杞炖牛肉：具有滋补肝肾、益气养血之功，主治虚劳疲乏、腰膝酸软、须发早白。牛肉100克，枸杞子15克，红枣4枚，胡萝卜2个，番茄汁适量。将牛肉切块，洗去血水，与枸杞子、红枣、胡萝卜一起煮炖1小时，最后加番茄汁调味。食肉饮汤。

（2）补虚牛肉膏：具有补气益血、健脾安中之功，主治虚劳羸瘦、中风、脾虚积痞、消渴等病症。牛肉500克，生山楂50克，核桃仁100克，黄酒适量。取牛肉切块，加入山楂、核桃共煎煮，再取汁加黄酒收膏即得。

（3）醒脾卤牛肉：具有芳香祛湿、健脾助运之功，用于湿困脾胃、劳倦乏力之症。牛腱肉2.5千克，八角、草果、肉豆蔻、木香、砂仁、花椒、生姜、葱、食盐、酱油、红糖各适量。以上十二味，共同卤制约2小时，至牛腱肉熟。牛腱切片食用。

（4）温胃牛肉干：具有温胃散寒止痛之功，主治脾胃虚寒、胃中冷痛、呃逆嗳气、不思饮食。牛肉3千克，黑胡椒10克，荜茇5克，橘皮15克，草果6个，砂仁10克，高良姜10克，生姜15克，大葱1段，食盐20克。牛肉切大块，将黑胡椒、荜茇、橘皮、草果、砂仁、高良姜、生姜、大葱、食盐与肉拌匀，腌制2日后，将肉切薄片，烘烤焙干。随意食用。

（5）养血牛肉冻：具有补气益血、健脾安中之功。牛肉1千克，花生500克，黄酒100毫升。将牛肉反复漂洗，洗去血水，切块，与花生同放入锅内，加水适量炖煮；每1小时取肉汁1次，加水再煮，如此反复，取肉汁数次；然后将肉汁用小火继续熬煮，至肉汁稠黏时加入黄酒，再至稠黏时停火，将稠黏肉汁倒入盆内，低温冷藏，使其成为牛肉胶冻。随意食用。

（6）牛奶核桃饮：具有补益肺肾之功，可用于肺肾气虚所致的腰酸、怕冷、咳嗽、气短等病症。牛奶250毫升，生核桃仁5个，糯米50克，白糖5克。将牛奶、核桃仁、糯米加入清水适量，用豆浆机搅拌磨汁，加入白糖。温服。

（7）牛奶杏仁露：具有宣肺、健脾、通便之功，可用

生肖文化与养生趣话

于肺燥阴虚所致的咳嗽、便秘等病症。杏仁30克，鲜牛奶250毫升，白糖15克。将杏仁去皮尖，研碎，放入牛奶中，加热搅拌，加入白糖。温服。

（8）枸杞牛肝汤：具有养肝明目之功，用于肝血虚引起的头晕目眩、面色无华、视物模糊等病症。牛肝100克，枸杞子30克。以上两味共煮。食肉饮汤。

（9）黄花菜炒牛肝：具有养肝明目之功，用于肝血虚引起的双目干涩、视物昏花。牛肝200克，干黄花菜100克。牛肝洗净，黄花菜洗净泡发，炒熟。随意食用。

（10）牛筋桑寄生汤：具有补肾强腰膝之功，用于筋骨跌打损伤。牛蹄筋200克，桑寄生50克。以上两味同煮，水煮1小时后筋烂即成。取汁饮。

（11）牛骨髓粥：具有补益肝肾、生精髓之功，用于肝肾不足，腰膝酸软。牛骨髓30克，糯米100克，食盐适量。糯米熬粥，粥成后加牛骨髓，小火炖煮20分钟，加食盐调味。随意食用。

（12）牛血菠菜汤：具有补益气血之功，用于血虚所致的月经量少、闭经、肠燥便秘等病症。鲜凝固牛血100克，菠菜100克，香油、食盐各适量。以上牛血、菠菜共煮，加香油、食盐调味。随意食用。

（13）焖牛尾汤：具有温补肾阳之功，用于肾阳虚所致的形寒怕冷、夜尿、阳痿早泄。带皮牛尾1千克，母鸡半只，料酒、葱花、生姜、食盐、味精、五香粉、花椒、麻油各适量。带皮牛尾洗净，剁成小段，鸡肉切块，加料酒、食盐、味精、五香粉腌制半小时备用，葱花、生姜、花椒爆香，加入牛尾、鸡肉煸炒，加水用小火煮3小时。食肉饮汤。

（五）牛元素的中药和食疗

1. 牛元素的中药

（1）牛膝：牛膝因药物本身形态像牛的膝盖，又有强筋骨的作用，故名牛膝。怀庆产的牛膝为怀牛膝，四川产的牛膝为川牛膝。怀牛膝以补肝肾强筋骨为长，川牛膝多用以活血通经。现代药理研究证实，牛膝具有抗骨质疏松、消炎、降糖、降压、保护肾脏、抗肿瘤、免疫调节等药理作用。

（2）牛蒡子：牛蒡子名字的来源有一个传说故事。古代有一姓旁的农民家里，有一头老黄牛和几亩薄地。一天农民在耕完一片地后感到很累，就把牛赶到路边吃草，自己躺在树下睡了一觉。醒来后，他继续耕地时发现牛拉犁变得更加轻松。第二天，农民休息时仔细观察了牛吃的植物，发现该植物叶片很大，像大象耳朵，且根也比较粗大。于是农民将该植物根带回家熬汤喝，几天后，不但农民患病的母亲病症减轻，而且家中其他成员精神头也大有改善。他们当时不知道这种植物叫什么，因为这是牛喜欢吃的草，再加上他们的"旁"姓，就有了"牛蒡子"这个称呼。牛蒡子有疏散风热、祛痰止咳、解毒透疹、利咽消肿的功效，药理学研究证明其有抗肿瘤、抗糖尿病、抗炎、抗病毒、抗菌等作用。

（3）牵牛子：相传，古代河北有个身强力壮的男子不幸得了怪病，他夫人请了周边众多郎中都没有找到治疗的好办法。最后到山西请来一位老郎中，利用野喇叭花籽煎汤的药方治好了男子的病。为感谢郎中的救命之恩，男子就牵着一头牛到郎中家，以送牛相谢。男子好奇郎中的药方，郎中见男子牵着牛，就随口回答"牵牛子"。牵牛子具有逐水通便、消痰涤饮、杀虫攻积的功效，主治便秘、水肿、虫积腹痛。

（4）牛大力：为豆科崖豆藤属植物美丽崖豆藤，以根入药。相传古时人们发现牛吃了这种植物的根茎后就会充满力量，因此取名"牛大力"。牛大力具有强筋活络、补虚润肺的功能，临床可用于病后虚弱、阴虚咳嗽、腰肌劳损、风湿痹痛、遗精、白带等，现代临床研究证实其对多种慢性疾病，如风湿性关节炎、肺结核、慢性支气管炎、慢性肝炎等均有一定疗效。牛大力除了可以补腰肾、强筋络，对免疫功能、呼吸系统疾病、造血系统疾病和肝脏等均有不同程度的影响，如具有促进免疫系统恢复、镇咳平喘、提高造血细胞数量及功能和保护肝脏等作用。

2. 牛元素的食疗

（1）牛蒡子粳米粥：用于孕妇感冒、咽干口燥、大便干结。牛蒡子15克，粳米150克，冰糖适量。先将牛蒡子洗净，加水500毫升，煎至100毫升，滤去牛蒡子，以所得药汁加水、冰糖、粳米煮粥。每日1剂，分两次温服。

（2）川牛膝红糖水：用于瘀血内阻所致的月经后期、量少。川牛膝10克，益母草15克，红糖30克。以上三味，加水500毫升，煎至200毫升，每两日1剂，分两次温服。

（3）牛大力母鸡汤：用于大病久病后、手术后、放化疗后气血亏虚，乏力倦怠。牛大力15克，母鸡1只，红枣10个，枸杞子30克。母鸡切块，焯水，将鸡块、红枣、枸杞子、牛大力加入锅中，加水适量，小火炖1小时。食肉饮汤。

第三章

寅虎趣话

一、虎文化

（一）解"虎"字

"虎"字是动物虎的象形字，像头朝上、尾向下、身有花纹、口大张的老虎。金文承续了甲骨文字形，省去兽纹，突出两只利爪。篆文将金文字形底部的尾形写成"人"，表示虎是会袭击人类的猛兽。《说文解字·虎部》云："虎，山兽之君。"虎字发音为"呼"的谐音，读音根据老虎的呼叫声拟定。"虎"字一字多用（名词、动词和形容词），一字多声（三声 hǔ 和四声 hù）。

（二）虎特性

虎是猫科动物，体型大，又因虎头上的几条黑色斑纹看起来极像一个"王"字。人们常称虎为"兽中之王"。虎分布于亚洲的许多地区，它的适应能力很强，在寒冷和热带地区均能生存。世界上的虎，分为东北虎（西伯利亚虎）、华南虎（中国虎）、孟加拉虎、印支虎（南亚虎）、苏门答腊虎、马来虎、巴厘虎、里海虎、爪哇虎。20世纪30年代，巴厘虎灭绝；60年代，里海虎随之绝种；70年代，最后一只爪哇虎从地球上消失……

虎体长1.2～3.8米，体重90～380千克，是目前体型最大的猫科动物。它们处在生物链金字塔的最顶层，没有任何天敌。中国是虎的发源地，也是世界上虎亚种分布最多的国家。老虎的活动范围可以达到100平方公里以上，寿命15～20年。在自然界中虎一般2～3年生育1次，冬季发情交配，孕期105～110天，每胎2～4仔。20世纪50年代，中国仍有近200只野生东北虎广泛分布于东北林区。90年代末，中国境内分布的种群数量经粗略评估，已经减少至不到20只。庆幸的是，由于天然林保护工程等的实施，中国东北虎豹的栖息地得到逐步恢复，种群数量也稳步上升。

人们谈虎色变，是因为民间传言虎会吃人。然而，根据动物学家们的多年观察，发现虎其实是怕人的，见了人总是避开的，性谨慎多疑。美国科学家认为："虎总是趋避人类的，但也有可能成为吃人兽。"动物学家认为，一般在食物丰富的自然界中，老虎猎食较为容易，它不会轻易离开山林，更不会向人进攻。在特殊情况下，比如老虎身体的老、病、伤导致寻找食物很困难，或者自然环境受到了破坏，老虎才可能去接近居民区，盗食家畜和伤人。但是，不同虎伤人的程度是不同的，就中国产的三个虎亚种相比较，东北虎最少，自中华人民共和国成立以来，还从未听说过吉林和黑龙江两省有东北虎伤人的报道。华南虎伤人多一些，可能由于原先它的数量远远超过东北虎，加上产地人口又相对稠密，因此，人虎之间矛盾尖锐。

（三）虎生肖

虎在十二生肖中位居第三，在十三地支配属寅，故一天十二时辰中的寅时又称虎时，时间是 3:00～5:00。古书载，寅时是老虎是最活跃、最凶猛、伤人最多的时辰。

关于虎生肖有一个有趣的故事。在远古时候，属相中只有狮子，没有老虎。由于狮子太凶残，名声不好，主管封属相的玉皇大帝想把狮子除名，但是又必须补进一位镇管山林的动物。这时，玉帝想到殿前的虎卫士。

天宫的虎卫士从前也只是地上的一种不出名的动物。它从猫师傅那里学得抓、扑、咬、冲、跃等十八般武艺后，成为山林中的勇士。凡是和它较量的动物不死即伤，从此老虎雄霸山林。后来，玉帝听说老虎勇猛无比，便下旨传老虎上天。老虎上天之后，同玉帝的卫士较量，打赢了，因此成了天宫的殿前卫士。

谁知不久之后，地上的飞禽走兽见无人镇管，开始胡作非为起来，给人间带来了灾难。这事惊动了土地神，土地神连忙上报天庭，请玉帝派统天神镇住百兽，玉帝便派老虎下凡，老虎要求每胜一次，便给他记一功。玉帝只求人间安宁，便答应老虎的要求。

来了凡间，老虎了解到狮子、熊、马是当时最厉害的三种动物，它就专门向这三种动物挑战。凭着老虎的勇猛和高超的武艺接连击败了狮子、熊、马，其他恶兽闻风而逃。人间欢声动地，感谢老虎为人世间立了功。回到天上，玉帝因老虎连胜三场，便在它的前额刻下了三条横线。后来，人间又受到东海龟怪的骚扰，老虎又咬死了龟怪。玉帝一高兴，又给老虎记一大功，在额头的三横之中又添了一竖。于

生肖文化与养生趣话

是一个醒目的"王"字呈现在老虎前额。从此，老虎便为百兽之王，总管百兽。时至今天，虎额上还可见威风的"王"字。在狮子的恶名传来天宫后，玉帝便决定除去狮子的属相头衔，并让兽王虎补进。从此，虎成了属相，被玉帝派下凡间，永保下界安宁。今天也还有虎符、虎环、虎雕等除灾免祸的镇邪物。在农村，不少人家也喜欢给孩子戴虎头帽、穿虎头鞋，只为趋吉避邪，吉祥平安。

（四）虎象征

虎，一直被当作是权力和力量的象征，并被认为是世上所有兽类的统治者，同时也有英勇的寓意。在中华民族的历史长河中，人与虎之间的关系密切复杂，人们既对虎的凶猛心存畏惧，又对虎的威猛的心存向往崇拜。

中国崇虎观念从远古石器时期的虎岩画到史前文明的伏羲时代初见盛行，并形成虎图腾崇拜，至今已有近万年历史。此后历经炎黄时代升华为龙虎文化，虎伏羲、龙女娲的远古图腾可谓中国龙虎文化的雏形。夏、商、周时进入虎文化繁荣期，其表现形式丰富多彩。夏人崇虎，殷商以前的夏家店文化的彩陶上便有虎头纹。商代社会已由狩猎时期进入农业社会，但重视虎的图腾观念有增无减，崇虎观念表现为这一时期的龙虎尊、饕餮纹、玉虎佩饰等青铜器、玉器。在后来的历史长河中，虎被赋予了特殊的神异色彩，被选为方位神，与青龙、朱雀、玄武组成"四灵"镇守四方，虎是镇西之兽。

汉代人崇拜神灵，青龙、白虎、朱雀、玄武"四灵"的图像无处不在。民间说法"左龙右虎掌四方，朱雀玄武顺阴阳"，壁画、铜镜、瓦当、铺首、香炉、漆器等器物上的白虎造型极为矫健，四足张开仿佛腾云驾雾，身体弯出强劲的"C"形弧度，显得力道十足。东汉中后期，龙虎纹风行，不论是被看作权力象征的青铜礼器，还是融入寻常百姓生活的铜镜，都成为这个独特纹饰的载体。

虎文化是中国传统文化的一个极其重要的组成部分，长期以来，虎被当作是权力和力量的象征，也一直为人们所敬畏。在战争年代，虎头被绘制在战士的盾牌上，用以吓退敌人；帝王用虎形的木块即虎符下达军令；古代的强盗首领也将虎皮铺在自己的座位上以显示自己的至高地位。

在寻常百姓家，人们相信虎能镇宅驱邪，虎画经常被挂在墙上并正对着大门起镇宅驱邪的作用。儿童戴着虎头帽、穿着虎头鞋以图驱邪平安，还有的人睡虎头枕，以此希望自己更加强壮。在虎年，孩子们的头上会写红色的"王"字，以期增强他们的精力与活力。

虎在中国生肖中排位第三，出生于虎年的人被认为具有勇敢、健壮、乐观、宽容的特征，并且具备管理天赋。

（五）"虎""寅"姓氏

1. 虎姓氏 虎姓现在是一个稀少姓氏，中国《百家姓》中，虎姓未列入其中，《中国人名大辞典》收录虎氏姓名仅5例。虎姓一是出自上古舜臣八元之一伯虎的后人。据古史传说，伯虎是帝喾高辛氏的大臣。相传帝喾有八大才子辅助他（实际上是八个部族的首领），他们分别是伯奋、仲堪、叔献、季仲、伯虎、仲熊、叔豹、季狸，史称八元。帝喾死后，尧继帝位，八元退隐。舜接替尧为帝时，重新起用大批元老旧臣，伯虎部族的首领复出为大，伯虎一族从此再度发达，他的后代遂以虎为姓，称为虎氏，成为今日虎姓家族的重要来源。二是出自官位虎姓。据云南昭通地区《虎姓家谱》载："吾祖奉请来朝。唐王亲封虎威将军……故由此子孙永远姓虎。"这是一支以祖上官职封号首字为氏的虎姓。三是出自回族中虎姓。回族中虎姓取自祖上名字的首音。如明代西域人忝克里别儿，居南京任职锦衣卫副千户，其子名虎歹别儿。回族虎姓也有谐音字演变而来的。据《元史》载："赡思丁三子忽辛、纳速剌丁四子忽先，后裔有以忽为姓者。"受到汉文化的影响，后人觉得"忽"字不妥便又将"忽"字改作同音的"虎"字。

有些地区虎姓读作猫（māo）音。据《回回姓氏考》载："唯成都虎姓，音不读虎而读猫（māo）音。"云南某些地区的虎姓也读猫（māo）音。关于虎读猫（māo）音的原因，目前大致有两种说法。一种说法是，他们的祖先以老虎为图腾，遂以虎为姓。后来，民间星象学形成，星象学中，"白虎星"是一种不吉利星座，俗话说"白虎家中坐，无灾便是祸"。人们为了避讳，同时也不背叛祖先，便将"虎"读成同科的"猫"。另一种说法是，过去人们喜欢图吉利，大年初一早上，家里人要喊人吃早饭，觉得喊"虎某某"不吉利，因为老虎会吃人、伤人，于是便把"虎"念成"猫"。

2. **寅姓氏** 寅姓源自商代开国时期以十天干作为姓氏的传统。"天乙""太甲"是商代开国之君成汤和成汤之孙的名号。除此以外，其他商王名号还有"祖乙""外丙""仲丁""太戊""雍己""祖庚""帝辛""外壬"等，同时在《史记》《姓考》《姓解》等书中，也都载入了以子、丑、寅、卯等十二地支的姓源为姓氏的例子。原姓"寅"的现在姓

"演"，是由于战乱中祖先有人遭到了官府追捕，这一派系迁徙至陕西城固，改为"演"姓。

（六）虎民俗

出生于虎年的人被认为是英勇、乐观、豁达的，他们身体强壮而且善于领导。在虎年出生的人，很多人名字就带"虎"，小名为"小虎子"的人则会更多。除了龙，其他属相少有这种现象。

"小虎子们"在过周岁生日的时候，要穿虎头鞋，戴虎头帽，枕虎头枕。这种文化习俗也逐渐影响到了其余属相的孩子，即不管什么属相，孩子在周岁生日时都要穿虎头鞋、戴虎头帽，寓意是身体健康，"虎虎生威"。

农历五月端阳节，小孩常常要佩戴"艾虎"。这天人们要用雄黄酒在小孩前额画一个"王"字，并用五色线扎成虎形的香包，给小孩戴上，以借虎的威风驱除五毒（蝎、蛇、蟾、蜈蚣、壁虎）。

陕西有送小孩布老虎的风俗。在小孩满月或生日时，舅家要送去黄布做的老虎一只，进大门时，将虎尾折断一节扔到门外。送布老虎是祝愿孩子长大后像老虎那样有力；折断虎尾，是希望孩子在成长过程中免灾免难。目前这种布老虎已经成了非常具有中国特色的传统手工工艺品。陕西华县一带流行"挂老虎馍"的婚俗。新媳妇被接到婆家后，婆家人要把一对蒸好的老虎形状的馍，用红绳拴在一起，挂在新媳妇的脖子上。进入洞房后，新媳妇要把馍拿下来，和新郎官一起分食。

山西一些地区在女性孕期就开始请"虎"来保佑母子的

生肖文化与养生趣话

平安，孕妇枕旁放小布老虎，希望腹中的孩子像老虎一样健壮可爱。孩子一出生，外婆家要送来虎馍、虎项圈、虎被，桌上摆放布老虎，门窗贴老虎剪纸，让"虎"守卫在小孩的周围。

河北的玉田、乐亭，山东的苍山、郯城等地，是民间泥制、陶制、木制玩具的主要产区，虎是玩具的主要题材。其中有挤出声音的皮虎，有摆在桌子上的坐虎，有吹出声音的叫虎，有拉出声的小虎头，还有幼儿玩耍的虎头花棒棒和娃娃抱虎的"搬不倒"等，让孩子从小就与虎结伴，一是陶冶他们的性情，二是表达吉祥平安的祝福。

云南大理白族自治州的白族也把虎视为吉祥物。他们会给孩子做小虎布玩具、虎头鞋、虎头帽、虎头枕，绣制虎兜肚，祈神虎保卫合家平安。白族人家里要挂虎图，修房造屋、婚嫁等重要事件，也都要选择虎日，取一个吉祥的寓意。

土家族自称是"白虎之后"。他们喜欢用虎的纹样作装饰，在他们织的土家族织锦上，常常出现虎爪纹饰，在他们的寺庙中供奉的主神就是白虎神。土家人结婚时，男方正堂大方桌上要铺虎毯，象征祭拜虎祖。

彝族保留的崇虎遗迹最多。分布在云南哀牢山一带的彝族自称"罗罗"，意为虎族。男人自称罗罗颇或罗颇，意为公虎，女人自称罗罗摩或罗摩，意为母虎。他们所居的哀牢山，也写艾乐山，彝语意为大虎山。他们祭祀祖先时，在葫芦凸面绘黑虎头挂在门上。彝族每年都有"老虎节"，从农历正月初八日开始，到正月十五太阳升起结束。人们不仅要祭虎神，还要化妆成老虎，跳虎舞。最后，"虎神老人"到各家各户拜年，口念吉祥，预祝家家五谷丰登，六畜兴旺。

二、虎故事

（一）虎头鞋

在中国，虎头鞋有着源远流长的历史，而在这历史的背后，蕴藏着这样一个传说。很久以前，有一个村庄，村庄里有一个船夫，他慷慨大方，乐于助人。有一天，村里来了一位年迈的旅行者，她对船夫善良的品格大加赞赏，临走时，她将一幅古画送给了船夫，画中是一个漂亮的姑娘正在用针线缝一双虎头鞋。船夫非常喜欢这幅画，他一回到家，就将画挂在了他床头的墙上。一天晚上，画中的姑娘突然从画中走了出来，与船夫共同度过了一段美好的时光，从那之后，他们每晚都见面。一年以后，他们生了一个男孩。然而不幸的事发生了，村中恶霸听闻船夫家有奇画的事后，蛮横地将画抢走了。船夫对恶霸恨之入骨，却无能为力。贪婪的恶霸像船夫那样将画挂在床头的墙上，每天都期待着画中女子能够下来，令他失望的是，什么事也没有发生。

船夫的孩子长大了，总是不停地打听自己母亲的下落，船夫只得哄骗他，说母亲已经去了遥远的西方不能回来了。孩子长大了，坚持要寻找他的母亲，他不顾阻拦，踏上了寻找母亲的旅程。他夜以继日地不停向西走，最终在一个森林中找到他的母亲。母亲见到孩子，流下了眼泪，她告诉孩子："当你穿着我为你缝的虎头鞋走进恶霸的卧室时，我们才能真正地团聚。孩子，闭上眼睛，让我把你送回家吧。"一阵旋风之后，他惊讶地发现自己已经到家了，他告诉恶霸他可以将画中的女子召唤下来，恶霸急不可耐地将这孩子带入了自己的卧室。孩子看到自己的母亲，就大声地对着画喊道："妈妈，我们走。"话音刚落，画中女子应声下地，搂起孩子就往外走。然而恶霸已经挡住了去路，孩子勇敢地冲上去与他搏斗。正当这时，那双虎头鞋从男孩的脚上松脱下来，变为一只斑斓猛虎，只见它迅速地扑向恶霸，恶霸的呼救声与猛虎的吼声响彻整个村庄……

虎头鞋拯救了母子俩和他们的家庭。从那以后，人们开始为他们的孩子制作虎头鞋，期望它能够保佑孩子与家庭的安全。

（二）马虎故事

传说古时京城有个画家，作画总是随心所欲，令人搞不清他画的究竟是什么。一次，他刚画好一个虎头，碰上有人来请他画马，他就随手在虎头后画上马的身子。那人问他画的是马还是虎，他答："马马虎虎！"那人不要，他便将画挂在自己的厅堂。大儿子见了问他画里是什么，他说是虎，小儿子问他他却说是马。不久，大儿子外出打猎时，把人家的马当老虎射死了，画家不得不给马主赔钱。他的小儿子外出碰上老虎，却以为是马要去骑，结果被老虎活活咬死了。画家悲痛万分，把画烧了，还写了一首诗自责："马虎图，马虎图，似马又似虎，长子依图射死马，次子依图喂了虎。草堂焚毁马虎图，奉劝诸君莫学吾。"后来，马虎这个词就被用来形容人做事粗心，模棱两可。

（三）射虎故事三则

1. **孙权射虎**　孙权是个非常有冒险精神的人，他喜欢打猎，常骑马去射虎，而老虎往往突然窜到马前攀着马鞍来咬他。张昭劝谏说："你身为人君，应该能驾驭英雄，驱使群贤，怎么能与猛兽逞一时之能呢？一旦有危险，岂不是遭天下人耻笑？"孙权虽表示自己年少虑事不周，感谢张昭的劝谏，但是仍然不能控制自己，于是他命人制造了射虎车，上面开了一个窗子，由他人负责驾驶，自己在里面射虎，偶尔有离群的猛兽攻击车，孙权就亲手射杀这些猛兽。

2. 李广射虎 陈陶《塞下曲》云："边头能走马，猿臂李将军。射虎群胡伏，开弓绝塞闻。"诗中的李将军说的是汉武帝时的李广将军。《史记》记载他"猿臂，其善射亦天性也，虽其子孙他人学者，莫能及广"。李广做右广平太守时，这一带常有老虎出没，危害百姓。一日，李广酒醉后狩猎，路过虎头石村，已是夜幕降临时分，月色朦胧。这里怪石林立，荆棘丛生，蒿草随风摇曳。他行走间，突然发现草丛中有一黑影，形如虎，似动非动。李广拉弓搭箭，只听"嗖"的一声，正中猎物。第二天去搜取猎物和箭时，却发现原来所射并非一虎，而是虎形巨石。仔细一看，箭尾已没入石中。众随从也围拢过来，均赞叹不已，正道是："林暗草惊风，将军夜引弓。平明寻白羽，没在石棱中。"

3. 灯谜 灯谜，又称"文虎"，故猜谜又有"射虎"之雅称，是一种文字游戏。最初是古代的隐语和民间的谜语。到了宋代，有人把它们写在灯彩上，让人们猜玩，故叫"灯谜"，由于猜灯谜有一定的难度，谜底犹如草丛中的卧虎，难以明察射中，故又称"灯虎""射虎"。

传说有个姓胡的大财主，家财万贯，却横行乡里，看人行事，经常皮笑肉不笑，人们都叫他"笑面虎"。这笑面虎只要看见比自己穿得好的人，便笑脸相迎，拼命巴结；看见那些粗衣烂衫的穷人，他要么不理不睬，要么恶语相向。那年春节将临，胡家先后来了两个人，前边那人叫李才，后边那个叫王少。李才衣帽整齐华丽，王少穿得破破烂烂。家丁一见李才，忙进门禀报，笑面虎慌忙迎出门来，一见来客衣帽华丽，就满脸堆笑恭敬相让。李才说要借十两银子，笑面虎忙取来银两奉上。笑面虎还没回过神来，衣着破旧的王少忙上前说道："老爷，借我点粮食。"笑面虎见他衣衫褴褛，就暴跳如雷地边骂边赶。王少越想越生气，心生一计，决定要斗斗这个笑面虎。转眼间，春节已过，元宵将临，各家各户都忙着做花灯，王少也精心做了一盏花灯上街。只见王少的花灯扎得又大又亮，更为特别的是上面还题着一首诗。王少来到笑面虎门前，把花灯挑得高高的，引得好多人围看。笑面虎正在门前，一见此景，忙也挤到他的花灯前，见灯上题着四句诗，他认不全就命身后的账房先生念给他听。账房先生摇头晃脑地念道："头尖身细白如银，论秤没有半毫分，眼睛长到屁股上，光认衣裳不认人。"笑面虎一听，气得面红耳赤地哇哇乱叫着命家丁来抢花灯。王少忙挑起花灯，笑嘻嘻地说："老爷，咋见得是骂你呢？"笑面虎气呼呼地说："你那灯上是咋写的，你不就是记恨我没有借粮食给你吗？"王少笑嘻嘻地说："我这灯上的四句诗是个谜，谜底就是'针'，怎么是骂你呢？"笑面虎只气得干瞪眼，转身狼狈地溜走了。周围的人见了，只乐得哈哈大笑。这事后来越传越远。第二年灯节，不少人都将谜语写在花灯上，供观灯的人猜测取乐，所以就叫"灯谜"。以后沿传成习惯，每逢元宵灯节，各地都举行灯谜活动，一直传到现在。

（四）调虎离山

东汉末年，孙坚之子孙策欲向北推进，夺取江北卢江郡。卢江郡南有长江之险，北有淮水阻隔，易守难攻。占据卢江的军阀刘勋势力强大，如果硬攻，取胜的机会很小。于是孙策和众将商议，定出了一条调虎离山的妙计。他针对刘勋贪财的弱点，派人给刘勋送去一份厚礼，并修书一封，把刘勋大肆恭维一番，说刘勋功名远播，令人仰慕，表示要与刘勋交好，并在信中说："上缭经常派兵侵扰我们，请求将军发兵降服上缭，我们感激不尽。"刘勋见孙策极力讨好他，万分得意，而且刘勋对富庶的上缭一带垂涎已久，今见孙策软弱无能，便决定发兵上缭。部将刘晔极力劝阻，但刘勋已经被孙策的厚礼、甜言迷惑住了，亲自率领几万兵马去攻打上缭。孙策见城内空虚，心中大喜，说："老虎已被我调出山了，我们赶快去占据它的老窝吧！"于是立即率领人马袭击卢江，并顺利地控制了卢江。刘勋猛攻上缭，一直不能取胜，突然得报，孙策已取卢江，他情知中计，后悔已经来不及了，只得灰溜溜地投奔曹操。

（五）骑虎难下

东晋时期，大臣温峤组织了一支联军去讨伐叛乱之徒。在战争的初期，有几路联军连连失利，军中粮食也快用完了。这种境况很让主帅陶侃着急，他生气地对温峤说："你动员我来时，说一切都已安排妥当，现在交战不久，军粮就快用完了，如果不能马上供应军粮，我只有撤军。"温峤对陶侃说："自古以来，要想打胜仗，首先得内部团结。现在我军虽然乏粮，处境困难，可如果马上撤军，不仅会让人耻笑我们，而且也会使叛军更加嚣张。我们目前的处境，正如骑在猛兽的身上，不把猛兽打死，怎么能够下得来呢？咱们只有一鼓作气坚持到底呀！"陶侃接受了温峤的劝说，率军奋勇杀敌，终于打败了叛军。温峤劝说陶侃的"骑猛兽安可

生肖文化与养生趣话

下哉"这句话，演变成了成语"骑虎难下"，表示事情发展到一定程度想要停下来已经不可能，因而骑虎难下也有进退两难的意思。

（六）扼虎救父

晋朝杨丰之女杨香，母亲早逝，父亲把她拉扯成人。杨香知道父亲抚养自己不容易，对父亲非常孝顺。杨香14岁这年，曾随父亲杨丰去田里割稻，突然蹿出一只大老虎，扑向杨丰。杨香忘了自己与老虎力量的悬殊，她猛地跳上前去，用力卡住老虎的头颈，任凭老虎怎么挣扎，她一双手始终紧紧卡住老虎的咽喉不放。老虎最终无法呼吸，瘫倒在地上，他们父女才得以幸免于难。一个小女孩，徒手搏虎，并从虎口中救出了自己的父亲，其孝心和勇气令人赞叹。

（七）与虎谋皮

周朝时，有个人喜好美味食物和华丽的衣服。有一天他突发奇想，想要拥有一件狐皮袍子。于是他直奔山林。找到了狐狸，求狐狸送他一张狐皮。狐狸听后拔腿就逃，带着全家藏进深山。结果，这个人两手空空，一无所获。"与狐谋皮"比喻商量要办的事跟对方的切身利益完全对立，是绝对办不到的，后多作"与虎谋皮"。把"谋皮"的对象变为凶猛的老虎，其中贬抑的色彩更加明显了。例如孙中山《大亚洲主义》云："要请在亚洲的欧洲人，都是和平的退回我们的权利，那就像与虎谋皮，一定是做不到的。"

（八）老虎报恩

相传古时候，有一位孤寡老婆婆独自居住在山下。一天傍晚，一只老虎突然蹿到她的面前，向她张着血盆大口，呜呜有声，却不似要动嘴咬人。老婆婆勉强定住心神，观察眼前这只老虎，从它张开的大嘴中可见喉咙里卡着一根金簪。老婆婆心想：难道是吃人的时候卡在里面的？看这样子，老虎是想让自己给它拔出金簪。老婆婆便对老虎说："我给你拔出来，你得答应我以后不再吃人。"老虎点了点头。老婆婆强忍着恐惧，拔出了那支金簪，老虎感激地看了看她，摇摇尾巴走了。从此，这只老虎隔三岔五地就会给老婆婆送来一些野味。老婆婆有了老虎的照料，生活得还不错。后来，老婆婆去世了，这只老虎常来到她的墓旁陪伴，并且最终死在墓旁。

（九）义虎送亲

传说唐朝天宝年间，福州有一个叫勤自励的人，喜欢打猎，曾一日射杀三虎。有一晚，梦见一位老者对他说："人无害虎心，虎无伤人意。好杀不已，有违天道。"他因此有所悟，不再滥杀老虎。有一天，路经一地，见一只黄斑老虎落在陷阱里，竟大发善心，将它救了出来。

勤自励从小就与同县林家的女儿订了婚，就等择时完婚。不料这时朝廷征兵，勤自励投军，一去三年杳无音讯。林家想他已经战死沙场，便不顾女儿反对，将其另许人家。当迎亲队伍走过一处山林时，忽然一声惊天动地的虎啸，一只吊睛黄斑虎蹿了出来，众人吓得撒腿便逃。等到情绪稳定再看，唯独新娘子不见了。说来也巧，这一天正是勤自励从军营还乡的日子，当他路过先前救虎的地方时，听到呼救声，循声探视，却是一名年轻女子，进一步询问，方知竟是自己的未婚妻。这时那只勤自励救过的黄斑虎出现了，对着他哼哼有声，似乎在说："我已经回报你的恩德了！"勤自励哈哈大笑："好一只有灵性的虎！多谢你送回娘子！"虎报以一声长啸，随即隐去。

（十）虎守杏林

三国时期的名医董奉，是福建侯官县（今福州长乐区）人。他少年学医，信奉道教，由于医德高尚，医术精湛，深得百姓敬重。他为患者施治不计报酬，对于贫病者更是不取分文，只是有一个很特殊的要求：凡治愈一个人，就让被治愈的人在他的房屋前后栽种杏树，重病者五棵，轻病者一棵。数年后，杏树上万，郁然成林，上有百鸟鸣唱，下有群兽戏游，成就一段佳话。

传说董奉的"杏林"还有一个神奇之处，就是有一头猛虎看守，这猛虎居然也是董奉的一个"患者"，这里面还有一个有惊无险的"杏林佳话"。

有一天，董奉在回家途中，看见路旁的茅草堆里躺着一只老虎，董奉心中害怕，但他发现猛虎表情痛苦。董奉问老虎："你在此等候，是不是让我给你治病？"老虎点点头。于是董奉就给老虎检查起来，他叫老虎张开口，发现老虎喉咙里面卡着一块大骨头，于是他把手伸进老虎口中把骨头取出，老虎的病就好了。老虎为了报恩，从此就在董奉的杏林里当起了"守林员"。

当杏林的杏子成熟时，董奉在杏林旁边建了个谷仓，并告诉人们，但凡有买杏子的，不用交钱，也不用和他打招呼，只要带来一些谷子，将谷子倒入谷仓，就可以拿走同等重量的杏子。由于对董奉的敬重，来买杏子的人很多，也都很自觉，并不多拿杏子，也不少交谷米。一次，有个人多拿了杏子，杏林中的老虎就冲出来对着他大吼，他拼命逃跑，杏子撒了一地，回到家一查，剩下的杏子竟然刚好和送去的谷子一样多。董奉用换来的谷子救济周围的贫苦百姓和断了盘缠的路人。"虎守杏林春日暖"成了对高尚医德的最好赞扬。"虎守杏林""杏林春满""杏林春风"等，更是中医世家、中药店的常用联语。

三、虎用途

老虎全身都是宝，由于人类的捕杀及生存环境的改变，老虎的数量日益减少。虎已经被列为国际重点保护的濒危野生动物，我国也将虎列为国家一级保护动物。虎处于生物链的顶端，保护虎等大型掠食野生动物，对调节自然界生态平衡、保持物种多样性有重要意义。现如今，虎作为各地动物园必不可少的成员，也深受儿童游客的追捧。

英国《泰晤士报》报道，英国一家动物园用老虎粪便赶走那些不受欢迎的动物。"电子港湾""切辛顿探险世界"等主题公园用老虎粪便赶走野生的猫和狐狸。澳大利亚昆士兰大学研究人员发现，把老虎粪便放在地里还可赶走野羊，使其3天之内不敢靠近这块田地，因此农民把虎粪当作肥料和驱兽剂。

四、虎危害

1. **沈阳虎伤人** 2009年11月，沈阳冰川动物园两只东北虎袭击一名工作人员，使该工作人员严重受伤，为从"虎口"救人，警察连开十余枪，救出工作人员，两只东北虎因枪击毙命。

2. **北京虎伤人** 2016年7月，几名游客自驾进入北京八达岭野生动物园，车辆行驶至猛兽区的东北虎园里，一名女性中途下车，被身后一只老虎拖走，随后同车两人追上去也被老虎攻击，事件造成1死1伤。

3.**宁波虎伤人** 2017年1月，宁波雅戈尔动物园的一名饲养员突然发现，老虎进食区竟闯进了一名男性游客，饲养员随即对其进行了严厉的警告。但没过多久，该男子竟再次折返老虎进食区，老虎也发现了闯入者，朝他靠近。此时，饲养员试图以投喂食物来引开老虎，却没有成功。老虎扑向了闯入的男子并撕咬，1小时后，老虎被特警击毙，该男子最终因抢救无效死亡。

五、寅虎养生

（一）寅时养生

寅时指3：00～5：00，此阶段属于人体的休眠期，早起不应早于这个时间段。寅时是肺主时，按《黄帝内经》的理论，肺是相傅之官，辅佐"心"的君主之位，主气，治理调节一身的气机，气机顺畅血脉才能运行流畅，一身的五脏六腑才能得到气血的营养从而发挥各自的功能。如果在这个时候还不入睡，或过于早起，肺就得不到休养，易导致肺功能受损。一些老人睡眠时间短，易在寅时早醒，这时应该静卧闭目养神，不宜过早起床锻炼。寅时早醒，或寅时腹痛、腹泻等，往往考虑肺气不足，可以通过食疗养肺的方法进行调养。

（二）效虎养生功

1.**虎卧** 姿势类似俯卧撑，双掌尽量靠拢一点，最好相隔 10 厘米左右。身体挺直，腰不下弯也不凸起，尽量平直。肘弯曲成 120 度，双腿跪于垫上。保持这种动作不动，自然呼吸，坚持 10 分钟。功效：令人精力充沛。

2.**虎啸山林** 在早上或傍晚，仰面朝天，双臂上举，使足力气放声高呼，声音由低至高，尾声延长。功效：吐净秽气。

（三）肺的食疗

1.**肺气失宣** 症见咳嗽气喘，胸闷气促，痰多黏稠，日久不愈。橘皮柿饼蜜：橘皮 15 克，柿饼 15 克，蜂蜜 50 克。将橘皮、柿饼切细丝放碗中，加蜂蜜拌匀，放锅中隔水炖 30 分钟即可。每日 1 剂，分两次温服。

2.**肺气失宣兼失眠** 症见咳嗽，喘息，睡卧不宁，失眠，气短乏力。

（1）桑杏猪肺汤：猪肺 50 克，鲜桑叶 15 克，苦杏仁 5 克，桔梗 5 克，黄酒、生抽各适量。鲜桑叶、苦杏仁、桔梗煎汤取汁备用，煮猪肺，去沫，入汁，加入黄酒、生抽调味。饮汤。

（2）五指毛桃煲瘦肉：五指毛桃 50 克，猪瘦肉 200 克（剁碎），生抽适量。将五指毛桃、猪瘦肉放入炖盅，隔水炖煮 1 小时，加入生抽调味。食肉饮汤。

3.**肺气虚** 症见气短形怯，体倦懒言，自汗畏风，咳嗽，痰多色白，面色无华，舌淡。

（1）核桃五味蜜糊：去壳核桃 10 个，五味子 3 克（洗净），蜂蜜适量。将核桃和五味子捣碎呈糊状，与蜂蜜适量混匀。每日 1 次，每次 1 勺。

（2）参芪牛肉汤：黄牛肉 500 克，黄芪 30 克，党参 20

克，白术 12 克，浮小麦 30 克，大枣 10 枚，生姜 15 克，葱、食盐、料酒、味精各适量。黄牛肉入沸水汆 3 分钟捞出，切细条备用，将黄芪、党参、白术、浮小麦洗净后一同装入布袋中，砂锅调中火，加水 1.5 升，放入牛肉条、布袋及大枣、生姜，加葱、食盐、料酒，煮沸后撇浮沫，改小火炖至牛肉熟透，调入味精少许即成。食肉饮汤。

4. 肺气虚兼咳喘 症见咳喘无力，气短，动则益甚，痰液清稀，神疲体倦，面色㿠白，畏风自汗，舌淡苔白，脉虚。五味子鸡蛋：五味子 10 克，鸡蛋 2 个。鸡蛋煮熟，剥去外壳，与五味子加水同煮 30 分钟后放冰箱冷藏。每天取出 1 个，加热后食用。

5. 痰湿阻肺 症见脘闷，纳呆呕恶，咳嗽痰多。可用于梅核气、支气管炎、百日咳、痰多哮喘等病。佛手二叶蜜饮：佛手 20 克，桑叶 15 克，枇杷叶 10 克，蜂蜜 50 克。将佛手、桑叶、枇杷叶放入砂锅中，加水 1 升，熬至 300 毫升，去渣留汁，加入蜂蜜。每日分 3 次温服，或代茶饮。

6. 肺阴虚兼干咳 症见干咳少痰或痰带血丝，口干舌燥，潮热盗汗，喘促少气，五心烦热，皮毛不泽，大便干结，舌红少苔及脉细弱无力。

（1）银耳炖糖梨：银耳 1 朵，鲜梨、冰糖各适量。银耳温水泡发，同适量鲜梨、冰糖放一盆内，入锅，隔水炖半小时即可食用。温服。

（2）百合花生西洋菜炖猪肺：百合 50 克，花生仁 50 克，猪肺 250 克。以上三味，共炖汤。温服。

7. 肺阴虚兼失眠 症见欲卧不得卧，睡眠浅，潮热盗汗，舌红少苔，脉沉细。

（1）百合糯米粥：百合 20 克，糯米 100 克，冰糖适量。

糯米煮粥，待水开后加入百合，小火煮至粥熟，加入适量冰糖。温服。

（2）百合知母鸡子黄汤：百合10克，知母10克，麦冬10克，鸡子黄3个，冰糖适量。百合、知母、麦冬、鸡子黄放入锅内同煮，水开后入冰糖。温服，隔天1次。

8. 肺气阴不足 症见食少倦怠、自汗不止，虚汗气短懒言，语声低微，或久咳伤肺之虚喘汗出，舌红少苔，脉细。白参炖鹌鹑：鹌鹑2只，白参15克。鹌鹑剥净，去内脏，抹干水切块，白参切片，放入炖盅内，加水适量，盖好加热，小火炖约3小时。汤成温服。

9. 痰热蕴肺 症见咳嗽声重，咯痰黄稠，口干口苦，大便干硬，尿黄，苔薄黄或腻，脉滑数。

（1）川贝冰糖粥：川贝母粉3克，粳米100克，冰糖适量。粳米、冰糖煮粥，待米汤将稠未稠时调入川贝母粉，改小火稍煮片刻，粥稠而成。每日早晚温服。

（2）杏仁菖蒲粥：苦杏仁10克，石菖蒲10克，干荷叶5克，粳米100克，绿豆20克。以上五味，加水煲粥。每日1次温服。

10. 燥邪犯肺 症见干咳无痰，口干咽干，喜饮水，大便干，舌红无苔，脉细。沙参玉竹老鸭汤：北沙参15克，玉竹10克，鸭肉250克。鸭肉切小块余水5分钟，锅内重新加水后将鸭肉与北沙参、玉竹同煮，煮沸后，小火慢炖1小时。食肉饮汤，隔日1次。

（四）虎的药用

虽然中医对虎的药用价值有很多记载，但虎已被国家列为一级保护动物，国务院于1993年5月发布了《关于禁止犀牛角和虎骨贸易的通知》，明令禁止虎骨等中药材的贸易和药用。因此，在没有虎骨替代品的情况下，大活络丹、小活络丹等众多含有虎骨成分的著名中成药已无法生产和使用。从动物保护的角度，当代中医药学家正在积极寻找、研究虎类药材的替代品。

1. **虎骨**：辛，温，归肝、肾经。有追风定痛、健骨、镇惊之功，主治历节风痛、四肢拘挛、腰脚不随、惊悸癫痫、痔瘘脱肛。

2. **虎肉**：甘、酸，温，有补脾胃、益气力、壮筋骨之功，主治脾胃虚弱、恶心呕吐、疟疾。

3. **虎肚（胃）**：治反胃吐食。

4. **虎胆**：治小儿惊痫、疳痢、跌打损伤。

5. **虎肾**：治瘰疬。

6. **虎膏**：治反胃、头疮白秃、痔疮下血。

7. **虎牙**：《本草纲目》记载虎牙可以"杀劳虫，治猘犬伤，发狂"。

8. **虎血**：能滋阴壮阳、健胃补益。

（五）虎元素的中药和药膳

1. 虎元素的中药

（1）虎杖：虎杖的茎笔直如杖，上有斑纹如虎斑，所以被称为虎杖。虎杖有清利湿热、活血定痛、止咳化痰的功效，常用于肺热咳嗽、风湿痹痛、小便淋痛、经闭、跌打损伤的血瘀肿痛。虎杖的外用主要有以下几个方面。①治疗水火烫伤。虎杖150克，冰片10克。将二药共研成细末，装入铝制盆内，再加入适量的凡士林混合调成软膏，高压消毒后密封备用。烫伤部位用生理盐水冲洗，再将药膏敷在创面上。②治疗阴痒。虎杖 100 克，苦参 50 克，白鲜皮 50 克，秦皮 50 克。加水 4.5 升，煎取 4 升，过滤待温，取 2 升坐浴 10～15 分钟，每天 2 次，7 天为 1 个疗程。③治疗风湿痛、跌打损伤。治疗风湿痛可配西河柳、鸡血藤等；治疗跌打损伤可配金雀根。

（2）虎耳草：因形似虎耳而得名。具有祛风清热，凉血解毒之效。民间多用于治疗风疹湿疹、化脓性中耳炎、外伤出血、丹毒、肺热咳喘、肺痈、疖肿及慢性支气管炎等疾病。

（3）琥珀：传说琥珀是虎死后精魄埋入地下所化，此物形状像虎，故与虎魄同音。因其质地像玉，故从"玉"。有定惊安神，活血散瘀，利尿通淋的功效，主治惊风癫痫、阴囊及女性阴唇血肿或子宫瘀血、小便不利。

（4）虎刺：有活血凉血、祛风止痛、利湿消肿的功效，用于治疗跌打损伤、风湿痹痛、黄疸水肿、月经不调等病症。

（5）虎头蕉：具有退热消炎、舒筋养血的功能。适用于吐血、腰膝痹痛、小儿惊风、肾炎、女性白带、血淋、遗精等病症。

（6）虎皮草：具有清热、平肝、解毒的功能，适用于小儿惊风、烫伤等病症。

（7）虎尾兰：具有清热解毒的功效，适用于感冒、支气管炎、跌打损伤等病症。现常用作观赏性植物。

（8）虎掌草：具有清热解毒、活血舒筋的功效，适用于风湿疼痛、胃痛、打损伤、喉蛾、腮、疟疾、瘰结核等病症。

2. 虎元素的食疗

（1）虎杖糯米粥：有祛湿热、消炎止痛、祛风散瘀的功效。糯米 100 克，虎杖 15 克，白糖适量。虎杖洗净后，加水煎汁，去渣取汁，和糯米一起煮成粥，加白糖调味即可。

生肖文化与养生趣话

温服。

（2）虎杖炖乌鸡：有活血通经、补血养阴、排毒降脂、清热利湿的功效。虎杖15克，乌鸡1只（800克），生姜10克（切片），葱30克（切段），鲜汤、食盐、香菇鸡精各适量。乌鸡洗净，锅内放鲜汤、生姜片、食盐、虎杖，水烧开下乌鸡，二次烧开时捞净浮沫，加入葱段，乌鸡炖至熟烂，起锅放香菇、鸡精即成。食肉饮汤。

（3）五香虎杖鹌鹑蛋：有活血通经、补气益血、排毒降脂、清热利湿的功效。虎杖30克，鹌鹑蛋300克，丁香、八角、茴香、香叶、桂皮、生姜、花椒、胡椒粉、草果、草菇、老抽、食盐、鸡精、鲜汤各适量。锅内放丁香、八角、茴香、香叶、桂皮、生姜、花椒、胡椒粉、草果、草菇、老抽、食盐、鸡精、鲜汤、鹌鹑蛋，煮至鹌鹑蛋全熟后，捞起鹌鹑蛋去壳，放回卤水锅中，再煮3分钟，捞起鹌鹑蛋入盘即成。随意食用。

（4）虎杖白贝黄花菜汤：有清热利湿、排毒降脂、活血通经、清脾胃、退黄疸的功效。虎杖15克，白贝300克，黄花菜160克，葱花25克，生姜8克，食盐、鸡精、香油各适量。白贝洗净，浸泡去沙，黄花菜提前泡发洗净，二者入锅，加水、生姜、虎杖，水烧开捞净浮沫，放食盐、鸡精、葱花、香油起锅即成。喝汤。

（5）虎杖鸽子汤：有清热利湿、排毒降脂、补血活血、益气健脾的功效。虎杖片15克，野菊花10克，鸽子1只，生姜10克，料酒50毫升，食盐、鲜汤、蘑菇、鸡精各适量。鸽子宰杀去毛，去内脏，洗净，锅中焯水，捞起再次洗净，入锅，加虎杖、野黄菊、料酒、生姜、食盐炖至鸽子肉软烂，起锅放蘑菇、鸡精即成。食肉饮汤。

第四章
卯兔趣话

一、兔文化

（一）解“兔”字

“兔”字是动物兔的象形字。汉代许慎《说文解字》云：“兔，兽名，象踞，后其尾形。”其甲骨文、篆文描画的正是“兔”后坐时警惕的形象。由“兔”派生出的汉字虽然不多，但都与兔子的特点相关。

“逸”是一个会意字。兔子跑得快称为“逸”。《说文解字》认为“逸”字表示兔子“善逃”。这表明兔子擅长奔跑。于是又有“逃逸”“奔逸”“超逸”“逸失”“游逸”“隐逸”“安逸”等词语。

“冤”字，《说文解字》解释说：“冤，屈也。从兔从冖。”意为兔子在牢笼栅栏之下，不能逃脱，只有屈从。引申为冤屈的意思。于是有“冤枉”“不白之冤”“鸣冤”“申冤”等一系列词语。可见可爱的兔子形象也包含无辜、值得同情等含义。

（二）兔特性

兔，是哺乳纲、兔形目草食性脊椎动物的统称。目前，全世界已知的兔子（不包括鼠兔科）共有 11 属 55 种。它们广泛分布在欧洲、亚洲、非洲、北美洲和南美洲。其中，有 10 属兔子都属于穴兔类，即打洞居住的兔子。只有旷兔类是在地面居住的。兔子有超强的繁殖能力，区别于其他哺乳动物，兔子是在交配之后才排卵的。雄兔在发情期时会一反常态的"凶狠"，它们会经常相互"拳击"打斗，也会用后腿蹬踹"情敌"。母兔怀孕周期仅 31 天，它每年能生产 4～6 次，每窝 6～10 只。幼兔在出生两个月以后，就已经具有繁殖能力。我国唐代就有闹兔灾的记载，《太平广记》中写道："永淳年时，岚胜州兔暴，千万成群，食苗并尽……"

兔子品种之间大小差异巨大，小的只有 25 厘米左右，大的可以达到 70 厘米。因此从体形上，兔子被分为大型兔、中型兔和小型兔，大型兔的体重通常 3～7 千克，英国有宠物兔的体重曾达到 22 千克，身长 1.3 米，几乎与 6 岁孩子的平均身高接近。中型兔的体重 2～3 千克，小型兔的体重在 2 千克以下。另外，兔子根据耳朵可以分为硬耳兔和软耳兔；根据皮毛可以分为长毛兔和短毛兔。

兔子的生存能力、繁殖能力都很强。除了南极洲，其余地区几乎都有种类生存。至今，科学家已经发现了 200 多种兔子化石。其中最早的是在中国河南卢氏县找到的卢氏兔化石，距今 4600 万年。人们推算它们的习性和野兔类似，在草丛中活动觅食。在北美洲和我国的内蒙古、华北等地还发现了沙漠兔和麦通兔等古兔。

兔子是人类最早驯化的野生动物之一，我国也是世界上养兔最早的国家，早在先秦时代，我国就已开始养兔，比欧洲早一千余年。在中国，人们通常所说的兔子都是指中国白兔，这种兔大多为白色，也有少数为麻、黑、灰等色，是皮肉兼用的品种。中国的养兔产业始于20世纪初。如今，中国已经成为世界养兔大国，兔肉、兔皮、兔毛的产量和贸易额都居世界第一。

（三）兔生肖

相传兔子和黄牛是邻居，相处很好。黄牛以勤劳苦干度日，兔子靠机灵能干为生，日子都过得不错。到了玉皇大帝选十二生肖的日子，依照规则，前十二名就是生肖，依照动物们到达的时间由早到晚排定生肖的次序。黄牛与兔子约定，鸡叫头遍就直奔天宫争生肖。鸡叫头遍，黄牛起床时，兔子早就跑了。兔子跑了好一阵子都不见任何动物的影子，它心想，我起得最早跑得最快，就是睡个觉也是第一。于是，它在草地上呼呼大睡起来。黄牛虽然落后了，但它凭着坚韧的耐力和平时练就的铁脚，在兔子还在酣睡的时候，先跑到了天宫。脚步声惊醒了兔子，老虎也跑过去了。这下兔子急了，赶紧追赶，可惜慢了一步，落在了老虎之后。由于牛的双角间还蹲了一只投机取巧的小老鼠，兔子只排到了第四位，前三名是鼠、牛、虎。兔子虽然当上了生肖，但终究觉得输给了牛脸上无光。回来以后，它把家搬到了土洞中，以至于现在的野兔也还是住在土洞中。

（四）兔象征

传说月亮中有玉兔捣药。傅玄《拟天问》云："月中何

生肖文化与养生趣话

有，白兔捣药。"汉乐府《董逃行》云："采取神药若木端，玉兔长跪捣药虾蟆丸。"刘向《五经通义》云："月中有兔与蟾蜍何？月，阴也，蟾蜍，阳也，而与兔并明，阴系于阳也。"古人也有用"金乌"和"玉兔"分别代表日和月，阴和阳的说法。《声韵启蒙》中有"玉兔对金乌"，"玉兔对银蟾"等对句。总之，"兔"在古诗文中常是月亮的代称，在阴阳中代表"阴"，也常代表女性。

"兔"象征可爱、温顺、灵活、敏捷和迅速。例如，成语"守如处女，出如脱兔"，指军队未行动时像未出嫁的姑娘那样持重；一行动就像飞跑的兔子那样敏捷。这里的"兔"象征灵活。同时，"兔"也用来象征胆小、狡猾者。例如，"狡兔三窟"就是借用兔子的智慧来形容人的狡猾。俗语"鸡肠兔儿胆"用来比喻胆小怕事的人，因为鸡肠细，兔胆小。

（五）"兔""卯"姓氏

1. 兔姓氏　兔姓是中国的稀有姓氏，其起源不详，目前我国台湾、江苏兴化、四川等地有此姓氏。

2. 卯姓氏　卯姓氏也是中国的稀有姓氏，是一个多民族、多源流的姓氏群体，主要分布在山东省的菏泽市单县蔡堂镇，贵州省的毕节市翠屏村、威宁彝族回族苗族自治县，云南省的曲靖市富源县竹园乡的大假角村、昭通市彝良县，四川省金阳县等地。

（六）兔民俗

在民俗文化中，有婚配属相相生相克之说，婚俗民谣中有"蛇盘兔，必定富"，即属蛇的人与属兔的人结婚必定富

第四章　卯兔趣话

081

贵。民间"蛇盘兔"的剪纸就是这一婚俗民谣的体现。兔子有强盛的繁殖能力，因此古人对兔子有生殖崇拜，很早就有"望月而孕"的浪漫化记述。古代人们认为多子多福，兔子繁殖能力强，将"女"字旁加"兔"字，就形成了女子分娩的"娩"字。

在晋代《博物志》中即有"兔望月而孕，自吐其子"的说法。在古代兔子与孝道有某种神秘的关联，历史上的一些孝子为先人守墓就常带上兔子作为陪伴。

在中国的传统节日和喜庆的日子里，人们喜欢用兔子的形象来表达美好的愿望。除夕窗前贴盘兔，保佑家庭年年富足；正月十五点兔灯，寓意生活美满红火；端午绣制兔香包，可驱邪祛毒保健康；婚庆时新娘胸前用红绳系面兔进洞房，喻示婚姻生活美好圆满、多子多福。北京、河北和山东等地都有制作、供奉和陈列彩兔及兔爷的习俗。

山东一些地区的渔民将兔当作吉祥物。丘桓兴《中国民俗采英录》云："谷雨清晨，妻子待丈夫一进屋，便出其不意地把白兔塞进他怀里。"让丈夫怀揣象征吉祥、幸福的白兔，是在祝福亲人出海平安，捕鱼丰收。

二、兔故事

（一）玉兔传说

相传文王不满纣王的残暴统治，便在西岐招贤纳士。纣王得知后，设计把文王父子骗来朝歌软禁，文王为迷惑纣王整日装疯卖傻。纣王为试探文王疯病的真假，将文王之子杀害后煮成肉汤送给文王吃，文王佯作不知，大口将儿子的肉汤吞食，纣王见文王如此，便放心地将他释放出来。文王逃出朝歌后，悲痛欲绝，把儿子的肉全部呕吐出来。肉一落地，变成了一只洁白如雪的兔子，小白兔伏地向文王拜了三拜后，便随一阵香风升天而去。玉帝听闻此事深为感动，降旨把小白兔收在身边，封为"玉兔"，令其在广寒宫中伴嫦娥仙子捣药，修身养性。后来玉兔终日与嫦娥仙子捣制仙药，为人间解除疾病痛苦。这也可能是"兔"发音"吐"的原因。

还有传说玉兔就是嫦娥的化身。因嫦娥奔月触犯了玉帝的旨意，于是玉帝将嫦娥变成了玉兔，每到月圆时，就要在月宫里为天神捣药以示惩罚。

（二）守株待兔

宋国有个农民正在田里干活。突然，有一只野兔从旁边的草丛里窜出来，一头撞在田边的树上撞死了。农民白捡了一只又肥又大的野兔，高兴极了。他心想，要是天天都能捡到野兔，可比种田轻松多了。从此，他再也不肯出力气种地，每天就等在树边上，等着第二只野兔自己撞上来。但农民再也没有捡到撞死的野兔，他的田地却荒芜了。这个故事讽刺了妄想不劳而获的侥幸心理。

（三）兔死狐悲

南宋时期，杨妙真、李全领导的起义军在楚洲一带抗金，因兵败而降金。南宋派太尉夏全进攻楚州，杨、李处境危急，因夏全原先也是起义军中的将领，故杨妙真遣人对夏全说："狐兔同类，兔死狐悲，希望我们之间不要互相残杀。"这个故事流传下来，成为"兔死狐悲，物伤其类"的典故。后来，人们引用"兔死狐悲"这个成语来比喻因同类的死亡或失败而感到悲伤，现在多用于贬义。

（四）龟兔赛跑

龟兔赛跑的故事出自《伊索寓言》。兔子和乌龟比赛跑步。乌龟拼命地爬，一刻都不停止。兔子很骄傲，认为这样的比赛太轻松了，于是它半途停下来打了个盹。当兔子醒来跑到终点时，乌龟早已到终点了。这个故事说明坚持就是胜利，骄傲让人失败。

（五）众逐兔

战国时期的法家慎到曾写过这么一个小故事："一兔走街，百人追之，贪人具存，人莫之非者，以兔为未定分也。积兔满市，过而不顾，非不欲兔也，分定之后，虽鄙不争。"故事的大概意思是说，一只兔子在街道上奔跑，有成百的人在后面追赶，是因为兔子的所有权没有确定。成群的兔子堆在市场上，路人看都不看一眼，并不是人们不想要，而是因为这些兔子的所有权已经确定下来，即使是品德低下者也不敢去抢它们。

三、兔用途

1. **兔肉**　兔肉有"荤中之素"的美称。兔肉中的瘦肉占95%，每100克兔肉含优质蛋白质21.6克，比例高于牛肉。兔肉质地细嫩，结缔组织和纤维少，比猪肉、牛肉、羊肉等肉类更容易消化。兔肉的脂肪含量低，远低于猪肉、羊肉、牛肉，适合减肥健身人士食用。兔肉具有高蛋白、高卵磷脂、高消化率、低脂肪、低胆固醇、低热量的优势。卵磷脂不但有抑制血小板凝聚和防止血栓形成、保护血管壁、防止动脉硬化的功效，其中的胆碱还能够改善人的记忆力。所

生肖文化与养生趣话

以，不但高血压、糖尿病的老年人适合吃兔肉，需要健脑益智的儿童、少年、青年也适宜食用。

2. 兔毛 兔毛纤维按粗细、长短、形态等，可分为绒毛、粗毛和两型毛三种类型。安哥拉兔是世界上著名的毛用型兔品种，它的毛颜色洁白，呈蓬松状，纤维细长柔软，粗毛少，保暖性强，具有轻细、滑软、美观、暖和等特点，是一种高级纺织原料。它的毛可用于粗纺，也可用于精纺；可用于针织，也可用于纺织，用途广泛。

3. 兔皮 兔皮是一种常见的制裘原料皮，价值较高，有中国白兔、青紫蓝兔、大白兔、獭兔、安哥拉兔等品种。兔皮丰厚浓密，平顺灵活，皮板细韧，可制作各色裘衣、帽、领及服饰镶边，经济实用。尤其是獭兔皮，绚丽多彩，以柔软轻薄、品质优良而风行国际服装原料市场。

4. 兔胆 兔胆汁的主要成分是胆酸和去氧胆酸。胆酸是合成人工牛黄的主要原料之一，胆酸及其衍生物常用于治疗胆囊和胆道功能失调症。有科研成果表明，兔胆的药用价值仅次于熊胆。

5. 兔粪 兔粪中的氮、磷、钾含量比其他畜禽粪高，兔粪堆肥发酵处理后，可以制作有机肥，用于果树、蔬菜的种植。

6. 兔胎盘 母兔分娩时的胎盘收集起来可加工成胎盘粉。胎盘粉制作工艺简单，可用于治疗神经衰弱、发育不良和体弱贫血等病症。

7. 实验兔 家兔、新西兰兔、荷兰兔等多个品系的兔常被用于医学实验。实验兔根据具体用途分类。利用兔子肌体培养提炼某种医药原料、特定病毒病菌的，被称为"制药用兔"；用来进行新药实验、饲料效果实验、毒性实验等具体目标实验的实验兔，被称为"实验用兔"。实验用兔广泛应用于免疫学研究、心血管疾病研究、微生物学研究、眼科学研究、病毒病菌研究、遗传学研究、口腔科学研究等。

8. **宠物兔** 与其他宠物相比，宠物兔饲养简单、管理便利、自身疾病少、生命周期长达10年，是当宠物的好选择。

四、兔危害

（一）兔破坏

澳大利亚和中国都曾发生过野兔泛滥成灾，对当地的生态环境造成巨大伤害的事件。澳大利亚原来是没有野兔的，1788年有人随舰队把欧洲兔引入澳洲塔斯马尼亚岛，随后的几年，不断有人把家兔引入澳大利亚。1831年，一位英国男子奥斯汀将兔子放在巴望公园供人观赏。不料，动物园失火，幸免于难的兔子逃到了一望无垠的大草原上，优渥的自然环境使野兔的数量呈几何级数增长。到1890年，澳洲的野兔数量达到了成灾的程度。在澳洲，10只野兔的吃草量相当于1只绵羊的量。野兔和牛羊争夺牧草，使当地畜牧业遭受了巨大损失，而且破坏了植被，引起了水土流失等问题。每年由野兔引起的羊毛产业的损失超过1亿美元。此外，野兔还吃掉了新生树和灌木，破坏植被、侵蚀土壤。如果把树木、植被、土壤的损失和控制它们的费用都估计在内，每年总损失不低于6亿美元。野兔还造成了本土动物的衰落。在澳洲东南部，由于野兔的吃草压力，使当地的蝙蝠数量明显下降，也使澳洲有13种野生动物绝种，22种动物濒危。

澳大利亚政府采取过多种措施应对野兔灾害。首先动用军队，军队全副武装出击，对野兔进行歼灭战，但是收效甚微。后来改用围堵法，1907年政府在西澳建成了长达1834公里的防兔篱，被认为是世界上最长的不间断栅栏，也被称作西澳1号防兔围栏。但由于兔群先期已经逃出围篱之外，使这项大工程徒劳无功。其次他们对野兔采用了病毒战，让野兔染上病毒并在兔群传播。随后，澳大利亚的兔子果然暴发了全国性的瘟疫，死亡率达到了99.9%，兔害基本消除。然而，少数对病毒有抗性基因的野兔大难不死，它们重新疯狂地繁殖，出现了抗毒性的大群体，不出几年，这种病毒杀兔法就失效了。此外，澳大利亚政府还采用过引用红狐、猫等兔子的天敌对付兔灾的办法，但一直没有得到满意的效果，澳大利亚的"人兔之战"至今仍在继续。

在我国，许多林区也有野兔泛滥的风险。野兔和老鼠一样，需要通过大量啃食来控制牙的生长，因此对林木的危害十分严重，对幼林的危害尤其突出。目前陕甘宁三省可能会重演澳大利亚的兔灾，因为在陕甘宁三省，野兔的天敌几乎全都被人类滥捕了，野兔在那里没有天敌，数量增长快速。

（二）兔病害

1. 兔热病　兔热病还可称为土拉菌病。土拉菌为革兰氏阴性菌。土拉菌病是一种人畜共患疾病。兔热病还可感染鼠、猴，有时感染亦发生于家畜和野生动物之间。人发病的特点是发病急骤、体温升高、畏寒、头痛、背痛及全身疼痛，甚至出现谵妄、昏睡、烦躁不安等症状。

2. 李斯特菌病　李斯特菌病是由李斯特菌引起的急性传染病，是发生在兔子身上的一种败血症，兔子会突然死亡或流产。李斯特菌可以感染多种动物，包括人。感染途径为接触受污染的食物及饮水。发病兔子可见食欲不振、精神不佳和体重持续减轻等症状，最后死亡。怀孕母兔患病可导致流产，也会有神经症状，如共济失调和斜颈。人感染可引起脑炎、脑膜炎、败血症与怀孕女性流产。

3. 巴斯德菌病　巴斯德氏菌病是由巴斯德氏菌引起的一种疾病，主要是动物的致病菌，但也可通过动物咬伤、与动物密切接触等途径使人类致病。此病可引起软组织感染、呼吸道感染及败血症等病症。

4. 兔巴氏杆菌病　兔巴氏杆菌病是由巴氏杆菌引起的急性热性败血性传染病，多发于 2～6 月龄的幼兔群。患病兔通过排泄物或分泌物，将病菌经过呼吸道传染给健康兔。该病虽然多发于幼兔生长期，但是部分成年家兔也会被感染。病兔常会表现为肺炎、中耳炎、败血症及鼻炎等多种病状。一旦兔群感染该类病菌，兔群内可能会有多种病状同时出现，一些病兔会突然死亡。若不能及时发现和有效防治，可能会导致兔群大面积死亡，影响养兔场的经济收益，同时会使病菌大面积扩散，传染其他畜禽。人主要是因兔子咬伤而发病，继而出现局部感染，约 1 小时后出现急性炎症。目前仍无有效的菌苗可以预防兔巴氏杆菌病的发生。因此，引进兔场的兔子都要经过检疫，剔除可能感染的兔子。良好的饲养管理、兔子粪尿的自动清洗、良好的通风设备等条件控制可一定程度上控制疾病的暴发。

　　以上几种疾病均为人兔共患病，预防这些疾病需做好平时的卫生工作及护理工作，对有患病症状的兔子单独饲养，如果确认兔子已患病，最好立即救治，饲主不要过多的与病兔接触，以免被感染。

生肖文化与养生趣话

（三）兔咬人

俗话说"兔子急了也会咬人"，这句话的前提是，兔子一般是不会咬人的，但在某些过分激惹的情况下，兔子这样乖巧柔弱的小动物也是会反击的。兔子咬人的原因大多是因为其恐惧、害怕。比如说，兔子在笼中生活得好好的，你非得将手伸进去扰乱它的生活秩序，让本来安静舒服的兔子感受到了威胁和压力，兔子就会无法忍受而啃咬。

五、卯兔养生

（一）卯时养生

卯时的时间是 5：00 ～ 7：00，大肠当令。这个时候，天基本上亮了，人们该起床了，起床后规律地排便，一日神清气爽。中医学认为肺与大肠相表里，肺气足了才能正常地大便。一些咳嗽气喘的患者，常合并排便困难，中医治疗咳嗽，也常以通便作为治疗手段之一。大肠的生理功能是主传化糟粕和主津。主传化糟粕功能是指大肠上接小肠，接受小肠传导来的食物残渣，吸收其中多余的水液，形成粪便。再将粪便传送至大肠末端，并经肛门有节制地排出体外。大肠主津，指的是大肠吸收水分，参与调节体内水液代谢的功能。卯时是早上排便的最佳时段。排便不规律、长期便秘会导致肥胖、痤疮等病症。

"莫饮卯时酒，昏昏醉到酉。"意思是说早晨喝完酒会醉一天。常在卯时饮酒还会给健康带来危害。人体产生的有毒物质是依靠肝脏来代谢的，肝脏的工作效率晚上较高，清晨较低。若早时饮酒，肝脏无法及时解毒，导致血液中酒精浓度持续过高，必然伤害身体。

卯时是最佳起床时间，卯时天已渐渐亮了，日升而作，如果你能一觉睡到这个时段，就说明你拥有了一个好睡眠。

（二）效兔养生功

狡兔出洞功：双手双脚着地（双膝双肘不着地），双手一前一后向前爬行，双脚后蹬，以不喘不累为宜。一般在饭后1小时进行锻炼。

功效：爬行可拉抻脊椎。严重高血压、糖尿病、心脏病、脑动脉硬化等患者不适宜此锻炼。

（三）大肠的食疗

1. 大肠津亏　症见口燥咽干，鼻干，大肠燥结，排便困难。舌红少津，脉沉细迟。参竹地黄老鸭汤：沙参15克，玉竹10克，苦杏仁10克，生地黄15克，鸭肉250克。鸭肉焯水，捞出后重新加水，加沙参、玉竹、苦杏仁、生地黄，煮沸后小火炖1小时。温服，隔日1次。

2. 大肠湿热　症见腹痛而泻，泻物黄褐而臭，肛门灼热，心烦口渴，小便短赤或身热，苔黄腻，脉象濡滑而数。马齿苋青蒿绿豆粥：青蒿5克，马齿苋60克，绿豆80克，赤茯苓12克，鲜荷梗适量。将青蒿（鲜者绞汁）、马齿苋、赤茯苓入锅内煮沸取汁，绿豆、荷梗共煮为稀粥，粥成后去荷梗，加入药汁，再沸即成。日服2次，连续服1周。

（四）兔的药用和食疗

1. 兔的药用

（1）兔肉：甘、寒，归肝、大肠经。有健脾益气、凉血解毒之功，特别适合高血压、肥胖症、动脉硬化患者，以及胃肠消化功能差的老年人食用。

（2）兔肝：甘、苦、咸，寒。有补肝明目之功，主治肝虚眩晕、目弱、风热目赤、目痛等病症。

（3）兔屎：又称明月砂、望月砂、兔蕈，辛、寒，归肝、肺经，有去暗明目、解毒杀虫之功。口服能解毒，外用可治便秘。

（4）兔血：咸、寒，无毒。《本草纲目》记载兔血可以"凉血活血，解胎中热毒，催生易产"。

2. 兔的食疗

（1）当归熟地兔肉汤：具有补养肝血、明目止眩之功。适用于神经衰弱、月经不调属肝血不足者。兔肉150克，当归10克，熟地黄25克。将当归、熟地黄洗净，兔肉洗净切片，将兔肉、当归、熟地黄放入锅内，加清水适量，用大火煮沸后改小火煮2～3小时，调味即可。食肉饮汤。

（2）黑芝麻兔肉：具有补血润燥、补中益气之功。适用于肝肾不足、消渴羸弱、须发早白、身倦乏力、纳谷不香、面色少华者。黑芝麻50克，兔肉1千克，生姜、葱白、花椒、盐、味精、香油适量。黑芝麻炒香备用，兔肉入开水汆去血水，与生姜、葱白、花椒、盐共煮至肉熟，再入锅中，小火炖1小时后将肉切成方块，入盘加香油、味精调味，再撒上黑芝麻即成。佐餐食用。

（3）黑豆兔肉煲：具有补益肝肾、生津养血之功。适用于气血亏损、失眠、心悸、体虚无力者。兔肉200克，黑豆100克，五味子5克，新鲜马蹄50克，红枣10枚，枸杞子30克，姜、葱、蒜各5克，盐10克，上汤500毫升。红枣、枸杞子洗净；黑豆洗净，去杂质，发透；五味子洗净，去杂质；兔肉洗净，切4厘米见方的小块；马蹄去皮，一切两半；姜切片，葱切段；把兔肉、红枣、枸杞子、黑豆、五味子、马蹄、姜、葱、蒜同放炖锅内，注入上汤500毫升，把炖锅置大火上烧沸，捞净浮沫，用小火煲50分钟至黑豆熟透即成。每日服食1次，每次吃兔肉50克，随意喝汤吃豆。

（4）兔肝汤：治疗肝血不足、视物不清。①兔肝数具，熟地黄50克。以上两味，煮汤食用。②兔肝数具，胡萝卜500克，菊花20克。兔肝、胡萝卜共煮汤，起锅前加入菊花。食肉饮汤。

（5）天麻炖兔肉：具有清肝、息风、止痛之功。适用于高血压属肝阳上亢者，亦适用于神经性头痛者。兔肉120克，天麻15克，菊花30克，桑叶10克，生姜3片。将天麻洗净；菊花、桑叶除去杂质，洗净；兔肉洗净、切块，用开水洗去血水。将兔肉、天麻放入炖锅内，加开水适量，用小火炖煮1小时，加入菊花、桑叶，再煮10分钟，调味即可。食肉饮汤。

（6）芹菜兔肉煲：具有清肝降压、健脾开胃之功。适用于高血压属肝火亢盛者，亦适用于病后体弱、脾气不足者。兔肉100克，芹菜100克，冬瓜100克，黑木耳30克，姜、葱、淀粉、酱油、白糖、米酒、盐、油各适量。将兔肉洗净、切块，用湿淀粉、酱油、糖、盐、油腌渍；芹菜去根、叶，洗净切段；冬瓜带皮洗净，切块；黑木耳浸发，去菌脚杂质，再用清水漂洗，并用少许盐、白糖、米酒、油拌匀。锅置火上，入油烧热，下姜、葱爆香，下兔肉小炒，入米酒、清水少许，调味后与冬瓜、木耳盛入瓦锅内，小火煮至兔肉烂熟，加入刚炒熟的芹菜，调味即可。随意食用。

（7）兔肉营养汤：①治疗心血不足、失眠心烦。兔肉125克、莲子15克、大枣10枚。以上三味共煮，调味食用。每日1剂，连用7～10日。②治疗气血亏虚，脾胃虚弱。兔肉200克，桂圆50克，怀山药、枸杞子各30克，盐、鸡精、料酒、姜适量。将兔肉洗净切成块，姜切片，怀山药切块，枸杞子用温水泡好。锅中倒入水，先放入兔肉、桂圆煮开，然后放入姜片、山药用小火煮熟烂，再加入枸杞子、料酒、鸡精调味，稍炖即可。随意食用。

（五）兔元素的中药和食疗

1. 以"兔"命名的中药

（1）兔儿伞：有祛风除湿、解毒活血的功效，主治风湿麻木、肢体疼痛、跌打损伤、痛经、痈疽肿毒、瘰疬。

（2）兔耳风：具有养阴清肺、祛瘀止血之功，主治跌打损伤、肺痨咳血，可用于治疗肺结核咳血、慢性宫颈炎等病。

（3）兔耳草：具有清肺止咳、降压调经之功，可用于治疗发热烦渴、肺热咳嗽、头痛眩晕、湿热黄疸、月经不调等病症。

（4）兔子草：具有清热解毒、利水消肿的功效，可用于治疗咽喉肿痛、目赤口苦、伤风感冒等病症。

（5）兔毛蒿：有清热解毒、安神、调经的功效，主治高热、心悸、失眠、月经不调、痈肿疮疡。

2. 兔元素的食疗

（1）凉拌兔儿伞：有解毒消肿的功效，可用于治疗痔疮肿痛、大便带血。兔儿伞嫩苗 200 克，蒜泥、米醋各适量。兔儿伞嫩苗洗净焯水，加入蒜泥、米醋拌匀。随意食用。

（2）兔耳风猪肺汤：有养阴清肺的功效，可用于治疗肺痨咳血。猪肺 500 克，猪瘦肉 100 克，鲜兔耳风 100 克，鲜百合 50 克，料酒、生姜、盐各适量。猪肺、猪肉洗净切块，加入料酒汆水 5 分钟，捞起。猪肺、猪肉、百合、兔耳风、生姜一起放入锅中，加水适量。水开后调小火慢煮 1 小时，加盐少许。食肉饮汤。

第五章

辰龙趣话

一、龙文化

（一）解"龙"字

龙字的繁体为"龍"，一般认为该字为会意形体兼象形之字。由甲骨文、金文、小篆演变而来。"龍"字左为"立月"，右为折角的"S"形，如蛇身左弯右曲的扭摆游移动作。"S"形上附有等距排列的短划，用于抽象地表示"鳞片肢爪"。《说文解字》又云："龙，鳞虫之长。能幽能明，能细，能巨，能短，能长。春分而登天，秋分而潜渊。"言龙为鳞甲动物之王。能变暗、变亮、变细、变大、变短、变长，春时时刻登天，秋分时刻潜渊。可见，龙在古人的记载中是一种上天入地、能变形变色、神通广大的神秘动物。所有与龙相关的字，都采用"龙"作偏旁。

（二）龙特性

中国龙是十二生肖中唯一虚构的动物。《本草纲目》记载中的龙："头似驼、角似鹿、眼似兔、耳似牛、项似蛇、腹似蜃、鳞似鲤、爪似鹰、掌似虎，是也。"

和龙有关的生物有以下几种。

1. 古恐龙 恐龙是繁盛于中生代时期的多样化优势陆栖脊椎动物，曾支配全球陆地生态系统一亿六千万年之久，最早出现在两亿三千万年前的三叠纪时期，灭亡于约六千五百万年前的白垩纪晚期。但是恐龙的近亲——鸟类、龟鳖类、鳄类、有鳞类（蜥蜴类和蛇类）繁衍至今。

2. 变色龙 变色龙学名叫避役，是蜥蜴目避役科爬行动物的统称。变色龙最早起源于两千六百万年前的非洲，直到现在家族仍十分庞大。人类对这些独特生物的具体分类尚未完全清楚，已被发现的变色龙种类约有 160 种，主要分布在非洲地区，少数分布在亚洲和欧洲南部。变色龙的皮肤里有 3 层色素细胞，不仅能更有效地吸收太阳的光和热，还能在短时间内迅速改变身体的颜色。变色龙主要吃昆虫，大型种类的变色龙亦食鸟类。它们多数是卵生，孵化期非常长，通常都在半年以上，虽然产卵的数量很多，有的雌性变色龙每窝可产 70 ～ 80 枚卵，但由于孵化时间长，充满不确定性，这些卵中仅有不到一半能顺利孵出，孵出的小变色龙中也有很多长不到成年就夭折了。

3. 地龙 中医把蚯蚓作为一味中药，叫作地龙，为钜蚓科动物参环毛蚓、通俗环毛蚓、威廉环毛蚓或栉盲环毛蚓的干燥体，具有清热定惊、通络、平喘、利尿之功。

（三）龙生肖

据说，远古时代的龙是没有角的，它们生活在陆地上，能飞，善游，身体强壮。龙想当生肖，又想当兽王，还想取代虎的地位，于是，发生了龙虎斗，两者难解难分。玉帝下旨叫它们来天宫评理，临行时，龙想到自己虽然高大，却不及老虎威风，怕玉帝小看自己。这时，龙的小弟蜈蚣来出主意："公鸡有一对漂亮的角，不妨借来戴上，这一定会给龙大哥添几分威风的。"龙一听很有道理，便同蜈蚣来找公鸡借角。公鸡听说龙要借它的角，死活不肯，龙一见急了，对天发誓道："如果我不还你的角，回陆地就死。"蜈蚣也在公鸡面前担保道："如果龙大哥不还你的角，你一口把我吃掉。"公鸡听后便把角借给了龙。玉帝见了龙和虎，觉得它们都十分威风，便下令龙虎都作兽王，虎为陆地百兽之王，龙作水中水族之王，龙和虎都能成为属相，只不过龙得排在后面。于是，龙和虎皆大欢喜，告辞玉帝回到凡间。回来后，龙心想，如果把角还给公鸡，水族们见我怎能服我管呢？于是决定不还公鸡的角，一头扎进水中，再也不上陆地了。公鸡见龙不还角，气得满脸通红，也迁怒于蜈蚣，蜈蚣吓得从此钻进石缝中。今天我们还可以见到，公鸡的脸总是红的，蜈蚣也很少爬出地面，公鸡见到蜈蚣总是一口一个吃掉，好像在喊："还我的角。"而龙呢，再也没有到陆地上来了。

（四）龙象征

在中国人心目中，龙是一种能呼风唤雨、腾云驾雾的神圣的动物，是中华民族的象征。

闻一多说："'龙'是一种图腾，并且是只存在于图腾中而不存在于生物界中的一种虚拟的生物，因为它是由许多不同的图腾糅合而成的一种综合体。"图腾未合并以前，所谓龙只是一种大蛇。后来，有一个以这种大蛇为图腾的族群兼并吸收了许多别的图腾，这样大蛇就有了马的头、鳄的嘴、鱼的鳞、鹿的角、蛇的身、鹰的爪……于是，我们的祖先创造了"龙"的形象。古人认为龙是一种善变化、兴云雨、利万物的神异动物，能走能飞，能上天能入水，气势磅礴，威震乾坤。

在农耕时代，古人的自然科学知识不足，农业对水的依赖让人们将龙奉为水的管控之神，使龙成了上天能兴云布雨，下水能推涛作浪的神。佛经中也有关于龙王专管兴云布雨的记载。当旱灾、水灾发生时，古人都会祈求龙王的保佑。龙对水的管控是古人将龙奉为至高无上的神兽的重要原因。

龙在春秋战国之后被帝王赋予皇权的意义，帝王自称自己是真龙天子，是神的化身，穿龙袍、坐龙椅。

民间将精英、豪杰奉为"人中龙凤"，父母对子女的期待称为"望子成龙"，人们把人才辈出的地带称为"藏龙卧虎"之地，龙在民间是才俊的化身。同时龙也代表着吉祥、喜庆、力量、腾飞。我们形容国家的富强，用"龙的腾飞"这样的词语。

（五）"龙""辰"姓氏

1. 龙姓氏 龙姓为古老的姓氏，当今龙姓来源不一，大致有以下几种。①相传为古帝舜的纳言龙（纳言为官名）的后代。②相传与黄帝时期一位驯养龙的人有关，此人名为董父，因善于养龙和驯龙而闻名于世，被黄帝赐姓为豢龙氏。后来董父的后代世掌豢龙之职。到夏朝时，又有一位叫刘累的人向豢龙氏学习养龙的技艺，被赐姓为御龙氏。以后豢龙氏董父的后代和御龙氏刘累的后代中各有一支以职业为氏，姓龙。③古代某地名。④上古有龙伯国。⑤出自少数民族。

我国苗族、普米族、哈尼族、侗族、瑶族等民族均有龙姓。

2.**辰姓氏** 辰姓是罕见姓氏。《姓氏考略》认为辰姓主要源流有三种，一是出自周文王姬昌的后裔，二是出自古时的鲜卑族，三是出自朝鲜。

（六）龙民俗

1.**龙祈雨** 祈雨是我国古代农业社会的一项重要活动，活动种类花样繁多，而且经久成俗，沿袭至今。龙作为一种能上天能入水的动物神，古人赋予它掌管降雨行水的职责与神力。从上古传说到民间故事，从民间巫术到宗教习俗，人们祭拜龙神，并以民俗活动的形式将求雨仪式传承下来。以龙求雨的民俗活动成了中国民间文化的重要组成部分。古人每遇大旱，便向"龙"这一主宰雨水的神灵寻求帮助。活动通常由一方官绅主持，他率众祷于龙神庙，祈雨期间有的地方还要吃斋禁屠数十日以示敬重。山东蓬莱阁古建筑群中，有东海龙王敖广的龙王庙，庙中东海龙王端坐正中，掌管下雨的雷公、电母、风婆和雨神分列两旁。庙中还设有龙王的木雕像和龙王出行时的步辇和仪仗。求雨时，人们头戴柳条帽，抬着龙王雕像走街串巷，边走边大喊："求大雨！求大雨！"

2.**龙食品**

（1）正月初五吃龙须面："正月初五龙睁眼，家家户户把面擀。"据传说，正月初五是龙睁眼的日子，大家小户都要擀面条、下汤圆（元宵）。面条是龙须，汤圆是龙眼，人们吃了面条和汤圆，龙才睁眼。

（2）正月十五蒸龙："正月十五把龙蒸，保得一年好收成。"蒸龙风俗在山东沂南县最为流行。沂南县每逢正月十五都要用白面或杂面捏面龙，放到锅里蒸熟，蒸熟的面龙放进粮囤子里，据说这样能保得这一年米满囤，粮满仓。

（3）二月二吃炒豆："二月二，龙抬头，妖魔鬼怪犯了愁。"据传说，每年农历二月二，蛰伏的龙抬头了，又能打雷行云布雨了。二月初二这天，家家户户要生黄豆芽、炒豆子。生出的黄豆芽象征着龙抬头，如同种子发芽，以后将生气勃勃；炒豆子即炸豆花，是催蛰龙快快醒来。二月二这天家家户户忌推磨和忌推碾，说是推磨磨龙头，推碾碾龙爪子，伤害龙的事可不能干。

3. 舞龙灯　正月十五元宵节的来历与龙无关，但在元宵节的活动中，舞龙灯必不可少。早在宋代就有龙灯，吴自牧在《梦粱录》中记载了南宋城中的龙灯："元宵之夜……草缚成龙，用青幕遮草上，密置灯烛万盏，望之蜿蜒如双龙之状。"和今天的龙灯不同，那时的龙灯是静止的。不过，南宋时也有由人舞弄的龙灯，大词人辛弃疾写下了"凤箫声动，玉壶光转，一夜鱼龙舞"的词句。

4. 引龙回　农历二月初二，被称为"春耕节""农事节""春龙节"，是中国民间传统节日。传说二月初二是龙抬头的日子，旧俗在这一天要用草灰撒地，弯弯曲曲地由门外撒到厨房，称为"引龙回"。

5. 敲龙头　东北部分地区要在农历二月初二的早晨，以长竿击打房梁，谓之"敲龙头"，把龙唤醒，保佑一方平安。大人小孩念着："二月二，龙抬头，大仓满，小仓流。"民国《辽中县志》记载当地民俗说："二月二日，俗称龙抬头。晨起以竿敲梁，谓之敲龙头，意谓龙蛰起陆。"有的地方还会在院子里用灶灰撒成一个个大圆圈，将五谷杂粮放于中间，称作"打囤"或"填仓"，预祝之后的一年五谷丰登，仓囤盈满。

6. 唤龙意 唤龙意是指要在"龙抬头"这一天把龙唤醒，好让龙及时兴云布雨。当天的饮食多以"龙"为名：吃春饼名"吃龙鳞"，吃面条则是"扶龙须"，吃米饭叫"吃龙子"，吃馄饨名"吃龙眼"，吃饺子称"吃龙耳"。通过大人小孩口中的念叨来唤龙。

7. 剃龙头 民俗中，有正月不剃头的习俗。"正月不剃头，剃头死舅舅"这一说法的来源可能是清初实行的剃头令，汉民被强制剃头，心中多有不甘，就在正月里不剃头以表示"思旧"，后来演变成不给小孩剃头以免"死舅"的民俗。所以整个正月里，理发店生意很少，而一到二月二这天，来理发的人就络绎不绝。对这一天理发的人来说，重要的不是理发本身，而是讨个吉利，大家都来剃龙头。

8. 赛龙舟 赛龙舟是端午节最重要的活动。端午节为农历五月初五，按地支推算，"五"为"午"，"端"即"初"，故得名。传说屈原投江，人们争先恐后地划船去救他，之后为了纪念屈原，便有了赛龙舟的风俗。赛龙舟所用赛船要轻快便利，人们称它为飞凫。端午节的历史极其悠久，节日风俗也极为丰富，其中一些活动与龙有关，闻一多先生甚至将端午节称为"龙的节日"。当然，其中最重要的还是赛龙舟，各村寨选出身强力壮的青年参加龙舟赛，敲锣打鼓，甚是热闹。一到端午龙舟赛季，万人空巷，大家齐聚水岸，争相观看比赛。

二、龙故事

（一）百叶龙

很久以前，在浙江北部的苕溪岸边，有一个女子生下一个怪胎，怪胎似人非人，似蛇非蛇。老族长认为这是不祥之物，不顾其家人的苦苦哀求，夺过孩子扔到门前荷花池中。之后女子偷偷到荷花池寻找孩子，猛然看见那个孩子从荷花丛中游到石埠上，向她讨奶吃，女子悲喜交加地把他抱起来喂了奶。就这样，以后女子便趁淘米、洗衣的机会，悄悄到荷花池给孩子喂奶。一年后，孩子渐渐长大，长得越来越像传说中的龙。这消息传到老族长的耳朵中，他大为恼怒，认为这个怪物会给全村带来灾难。他悄悄躲在池边，等到那个女人来荷花池淘米时，果然看见有条小龙游上岸来向她讨奶吃，族长冲出来举起砍刀对着小龙砍下去，小龙一躲，龙尾被砍掉了。这时，荷花上的一只大蝴蝶飞到小龙断了的尾巴上，变成了一条美丽的龙尾巴。满池的荷花也纷纷飞向龙身，贴在龙身上变成了五彩的龙鳞。小龙从荷花池中一跃而起，龙身越来越长，变成了一条巨龙直冲云霄。小龙的娘含着眼泪看着小龙越飞越远。自此以后，每逢干旱，小龙就会飞来降雨，保佑着苕溪一带风调雨顺，五谷丰登。长兴一带的老百姓为了感谢它，就用彩布做荷花瓣龙鳞和蝴蝶龙尾，制成长兴著名的"百叶龙"，每年春节，人们都要舞起百叶龙，用来纪念和庆贺。

（二）叶公好龙

春秋战国时期，楚国叶县有一个县令，大家都叫他叶公。叶公非常喜欢龙，家里到处都有龙的图样，梁柱、门窗、墙壁上，凡是能刻画、雕琢图案的地方全都绘上了龙的图案。叶公得意地对别人说："我最喜欢的就是龙！"天上的真龙知道叶公如此喜欢龙，非常感动，于是就从天上飞来叶公的家拜访，巨龙刚把头伸进窗户，叶公一见，就吓得魂不附体，大喊大叫着仓皇逃走了。

（三）画龙点睛

南北朝时期的梁朝，有位很出名的大画家名叫张僧繇，他的绘画技术很高超。当时的皇帝梁武帝信奉佛教，到处修建寺庙，张僧繇奉命为金陵的安东寺作画。他在寺庙的墙壁上画了四条栩栩如生的金龙，众人发现四条龙全都没有眼睛。大家指指点点，问他为何不把龙眼睛点上。张僧繇解释说："点上了眼珠这些龙会破壁飞走的。"大家听后谁都不相信，指责他言语荒诞。张僧繇被逼得没有办法，不得不答应给龙"点睛"。他刚画完第二条龙眼睛，突然间狂风四起，雷鸣电闪，点了眼睛的那两条龙凌空而起，腾云驾雾飞向天空。过了一会，云散天晴，人们被吓得目瞪口呆。再看看墙上，四条龙果然只剩下没有点眼睛的两条。后来人们根据这个传说引申出"画龙点睛"这个成语，比喻写文章时，精辟、恰到好处的一两句话，就会起到提升文章水平、点明要旨的作用。

（四）屠龙之技

《庄子·列御寇》中记载了这样一个故事。有一个叫朱泙漫的人，他原本家境富有，心高气傲，一心想学到一种与众不同的本领。他听说支离益会宰龙，心想：这可是世上罕见的本领。于是他变卖家产，去拜支离益做老师。他花了整整三年时间，终于把宰龙的本领学到手。可他学成归来却发现，他没有见过龙，也不知道龙在哪里，这一身神奇的本领到哪儿去施展呢？"屠龙之技"比喻毫无实际用途的本领，教育人们学本领是为了用，而不是为了哗众取宠、与众不同。

（五）龙去鼎湖

典出《史记·封禅书》："黄帝采首山铜，铸鼎于荆山下。鼎既成，有龙垂胡髯下迎黄帝。黄帝上骑，群臣后宫从上者七十人，龙乃上去。馀小臣不得上，乃悉持龙髯，龙髯拔，堕，堕黄帝之弓。百姓仰望黄帝既上天，乃抱其弓与胡髯号，故后世因名其处曰鼎湖，其弓曰乌号。"后以"龙去鼎湖"谓帝王去世。

（六）黑龙江

据民间传说，黑龙江原来叫白龙江，因江中住着一条白龙而得名。这条白龙总是伤人，大家都恨这条白龙，盼着有人能把白龙赶走。某日，一户姓李的人家产子，生出了一个全身黑不溜秋，外形像人却又长了一个大尾巴，像龙却又是人身子的怪物，把母亲吓昏过去。父亲因为家里穷，又见生了个怪物，便想杀了他，但没杀成，一菜刀把他的尾巴砍去了一截。没有尾巴的"怪物"跑出了家门，但他为人随和，经常帮助别人，人们便亲切地称他为秃尾巴老李。后来，白龙兴风作浪，使江水泛滥成灾，秃尾巴老李表示他可以解决白龙，但需要大家的帮助。秃尾巴老李说："你们预备一些馒头和石头，堆在岸上。等我下水那天，江里一冒黑沫子，你们就扔馒头；江里一冒白沫子，你们就扔石头，这样就帮

第五章　辰龙趣话

103

了我的忙。"大家一听，便齐心协力地蒸馒头、捡石头，在江岸算好距离，一堆又一堆地摆起来。准备好了以后，秃尾巴老李就下江了。刚一下去，就见黑龙和白龙打了起来，江水一个浪头接一个浪头，掀得比房子还高。大家紧盯着江里，冒黑沫子扔馒头，冒白沫子扔石头，扔了一天，黑龙和白龙也打了一天。末了，秃尾巴老李把白龙打败了。

从这以后，秃尾巴老李就住到这条江里，帮这里的人做了很多好事，为了纪念它，人们就把这条江叫作黑龙江。

（七）龙治水

龙治水的名称是根据每年正月第一个辰日（辰为龙）在第几日决定的，如正月第一个辰日在正月初五，就叫"五龙治水"；在初六，就叫"六龙治水"。据说，龙数越多，雨量越少，龙数越少，雨量就越多。民间自古就有"龙多不下雨"之说，人们认为龙是管雨的神，五龙治水可获风调雨顺，龙少了当年就要发大水；龙多了当年就要天大旱。

（八）龙助禹

据《山海经》等书所载，大禹治水之所以能大功告成，靠的是一龟一龙的鼎力相助。说是有只大乌龟驮着天上神奇的"息壤"，供大禹取土作堤坝，又有条黄龙，用尾巴划地，帮他开辟水路导流。

（九）地龙

地龙，原名蚯蚓，其身价之所以上升到以"龙"命名，据说与宋太祖赵匡胤有关。相传，宋太祖赵匡胤登基不久，患了"缠腰火丹"病，即腰上有成串的水疱，他的哮喘病也一起复发了。太医院的医官们黔驴技穷，无能为力，太祖大怒，将太医们监禁起来。某医官举荐了一位擅治皮肤病的药铺掌柜，外号叫作"活洞宾"的人。活洞宾来到宫中，见太祖环腰长满了大豆形的水疱，像一串串珍珠一样，他愿以项上人头担保，提出："倘若治不好皇上的病，我情愿被杀头，若治好了，请皇上释放被监禁的太医。"太祖回答道："若真如此，就答应你的要求。"于是，活洞宾来到殿外，打开药罐，取出几条蚯蚓放在两个盘子里，撒上蜂糖，使其溶化为水液。他用棉花蘸上水液涂在太祖患处，太祖立刻感到清凉舒适，疼痛减轻了许多。他又捧上另一盘蚯蚓汁，让太祖服下。太祖惊问："这是何药？既可内服，又可外用。"活洞宾怕讲实话受到太祖责罚，就随机应变地说："皇上是真龙天子下凡，这药叫作地龙，以龙补龙，方能奏效。"太祖听后非常高兴，立即服下。几天后，太祖的疱疹、咳喘都好了。从此，地龙的名声与功能也就传开了。

三、龙用途

龙在中国人心中代表着祥瑞，很多人喜欢用龙作为装饰品摆在家中，龙饰物在摆放上是有些讲究的。龙外形威猛，一般摆放不朝向卧室尤其是小孩的卧室，否则夜间起床易使人受到惊吓；"龙遇水则灵"，龙饰物最好与水配合，可摆放在有水之处，如鱼缸旁边。

四、辰龙养生

（一）辰时养生

十二时辰中的辰时指 7：00 ～ 9：00，辰时又称龙时，此时是胃当令，也是一天中阳气最足的时候。这个时段胃酸分泌旺盛，所以我们要吃早饭，而且早饭既要有营养，又要易消化。如果长期三餐不规律，或生活日夜颠倒，首先就会出现胃病。

（二）效龙养生功

神龙引吭：双脚分开与肩同宽，两手自然下垂，眼睛平视前方，缓慢抬头向上看天，把头颈向前上方伸长到最大限度，并将胸腹一起向上伸，将伸长的颈慢慢自左向右移动，移动至极限时，停留 3 秒钟，保持牵拉感，再缓慢地自右向左移动，左右移动各 4 次。

功效：改善颈部肌肉韧带的血液循环，预防骨质疏松。

（三）胃的食疗

1. 胃寒胃痛 胃脘冷痛，恶心呕吐，喜温喜按，得温则舒，遇寒加重。舌淡苔薄白，脉沉迟。

（1）白糖腌鲜姜：鲜姜片 500 克，黑胡椒粉 10 克，白糖 250 克。以上三味混匀，腌制数日。每日饭前吃 1 勺，坚持 1 周即可奏效。

（2）白酒鸡蛋羹：鸡蛋 2 个，白米酒 15 毫升。鸡蛋打入碗内，加白米酒及适量水，搅匀蒸蛋羹。佐餐食用。

（3）桂皮红糖饮：桂皮 15 克，红糖 10 克。桂皮水煎后去渣取汁，在药汁里加入红糖调匀。热饮。

（4）白胡椒红枣丸：红枣 10 枚（去核），白胡椒 50 粒。取红枣 10 枚（去核），在每个枣内放白胡椒 5 粒，上蒸锅蒸熟，然后将其捣烂制成绿豆大小的丸子。每次服用 7～10 丸。

（5）干姜枣芪羊肉：羊肉100克（切块），黄芪6克，大枣10枚（去核），干姜5克。以上四味加水炖熟调味。随意食用。

2. 胃火呃逆 症见呃声洪亮，连续不断，口臭烦渴，多喜冷饮，便秘溲赤，舌红苔黄，脉滑数。竹笋猪骨汤：猪扇骨500克，新鲜竹笋100克，绿豆50克，冰糖30克，柿蒂10克，橘皮10克。以上六味煲汤。食肉饮汤。

3. 胃火旺盛 症见牙痛，口干，食欲缺乏。绿豆粳米粥：绿豆50克，粳米30克。以上二味，小火煨成粥。可作早餐按需温服。

4. 胃阴不足 症见食少纳呆，心烦口渴，便秘尿赤，口舌干燥，醒后益甚，饥不欲食，大便干结，小便短少，舌光红少津，脉细数。

（1）丁香梨浆：鸭梨3个，丁香30粒。先将鸭梨去核，填入丁香，外用锡纸裹7层，埋入灰火中煨熟，去纸壳，捣碎食之。空腹热食，每日早晚各服1次。

（2）猪肚养胃汤：猪肚100克，三七20克，石斛、党参各30克，白豆蔻10克，薏苡仁100克。猪肚洗净，切段备用。将三七、石斛、党参、白豆蔻、薏苡仁加水煎煮1小时，去渣存液2升，用药液将猪肚炖熟。食肉饮汤，每周1次。

（四）龙元素的中药和食疗

1. 龙元素的中药

（1）龙骨：龙骨为古代大型哺乳动物如象类、犀类、三趾马等动物的骨骼化石。龙骨味甘、涩，性平，入心、肝、肾经，有重镇安神、平降肝阳、收敛固涩之功，主治惊痫、癫狂、怔忡、失眠多梦等病症。

（2）龙齿：龙齿为古代大型哺乳动物（如象类、犀类、三趾马等）的牙齿化石。有镇惊安神之功，可用于治疗惊痫、心悸等病症。

（3）五爪龙：又名土五加皮、土黄芪，为桑科无花果属植物粗叶榕的根或枝条。味甘、微苦，性平，具有祛风除湿、祛瘀消肿之功，可以治疗风湿痿痹、腰腿疼痛、痢疾、水肿、带下量多等病症。

（4）龙胆：为龙胆科植物条叶龙胆、龙胆、三花龙胆或坚龙胆的干燥根和根茎，具有清热燥湿、泻肝胆火之功，可用于湿热黄疸、阴肿阴痒、带下量多、湿疹瘙痒、肝火目赤等病症。

（5）龙子衣：又名蛇蜕，为游蛇科锦蛇属动物王锦蛇、红点锦蛇、黑眉锦蛇等多种蛇蜕下的皮膜，味甘、咸，性平，具有祛风、定惊、解毒、退翳的功效，用于小儿惊风、抽搐痉挛、角膜出翳、喉痹、疔肿、皮肤瘙痒等病症。

（6）龙葵子：为茄科植物龙葵的种子，具有清热解毒、化痰止咳之功，可用于急性扁桃体炎、疔疮等病症。

（7）龙血竭：为百合科剑叶龙血树的树脂，具有活血散瘀、定痛止血、敛疮生肌之功，用于跌打损伤、瘀血作痛、气血凝滞、外伤出血、脓疮久不收口等病症。

（8）伏龙肝：为久经柴草熏烧结成的灶心土，具有温中止呕、止泻之功，可用于虚寒呕吐、泄泻的治疗。

（9）独角龙：又叫蝉花，甘、寒，归肺、肝经，具有疏散风热、息风止痉、明目退翳之功，可用于发热、头昏、咽痛、小儿惊风、目赤肿痛等病症。

（10）龙须草：别名灯心草，为灯心草科植物灯心草的干燥茎髓，可清心火、利小便，用于小便赤涩、肾炎水肿、齿痛、鼻衄、咽痛、心烦失眠等病症。

（11）龙胡子：别名龙胡须、旱灵草、岩石松，具有祛风除湿、续筋止血之功，可用于治疗跌打损伤、风湿疼痛、外伤出血等病症。

（12）过岗龙：为豆科榼藤子属植物榼藤子，以藤及种仁入药。其藤具有祛风除湿、活血通络之功，用于风湿性关节炎、跌打损伤、四肢麻木等病症；其种仁可祛风除湿、活血通络，用于风湿性关节炎、跌打损伤、四肢麻木。

（13）龙戟草：为报春花科植物过路黄的干燥全草。具有利尿通淋、利湿退黄、清热解毒之功，可用于治疗黄疸、水肿、膀胱结石、疟疾、肺痈、咳嗽、吐血、带下量多、风湿痹痛、小儿疳积、湿疹等病症。

（14）龙舌兰：别名剑兰、剑麻，具有解毒拔脓、杀虫、止血之功，可用于痈疽疮疡、疥癣、盆腔炎、子宫出血等病症。

（15）龙舌草：别名白花蛇舌草。味苦、甘，性寒，归胃、大肠、小肠经，具有清热解毒、消散痈肿之功，可用于肺热喘咳、咽喉肿痛、肠痈、毒蛇咬伤、热淋涩痛、痢疾、肠炎、湿热黄疸等病症。

2. 龙元素的食疗

（1）龙眼洋参茶：具有补益心脾、抗疲劳之功，适用于劳累过度、神疲乏力、心慌气短、失眠梦多等气血亏虚者。龙眼肉 10 克，西洋参 3 克，白糖适量。将西洋参捣碎，与龙眼肉、白糖用开水冲沏当茶饮。每日沏 2 次，可长期服用。

（2）龙眼蜂蜜饮：具有补心益脾、养血安神之功。龙眼肉 15 克，蜂蜜 30 克，桑椹 30 克。将龙眼、桑椹洗净后放入锅中，倒入适量的水，小火煮半小时后加入蜂蜜调味即成。随意饮用。

（3）龙骨煮鸡蛋：可治疗小儿遗尿症。龙骨 50 克，鸡蛋 1 个。将龙骨用水煎煮，去渣，打入鸡蛋煮熟即可。在睡前服用，每天服用 1 个鸡蛋，连服 10 天为 1 个疗程。

（4）知母龙骨炖鸡：具有滋阴降火之功效。知母苦甘寒，既可滋肾阴又能泻相火；龙骨敛阴涩精；鸡肉甘温，起到补肾精作用，且能避免知母苦寒太过，二者扬长避短，相互为用。知母、龙骨各 20 克，雏母鸡 1 只。鸡拔毛去内脏，知母、龙骨放入鸡腹腔内，小火炖至熟烂即可食。每次酌量食之，早晚分食。

第六章

巴蛇趣话

一、蛇文化

（一）解"蛇"字

蛇，在民间称其为"长虫"。蛇的甲骨文与"它"相同，小篆有的只是在"它"左边加了一个符号。许慎《说文解字》云："它，虫也。从虫而长，象冤曲垂尾形。""蛇"字原本是一个象形字"它"，表示昂头吐信、弯曲爬行尾巴有勾的动物，但是因为当时没有人称代词，所以有时这个字被借去当人称代词使用了。为了加以区别，就在"它"字旁加一个"虫"字，组成了今天的会意字"蛇"。"虫"与"它"联合起来表示"会摆尾游行的虫"。

（二）蛇特性

蛇是脊索动物门脊椎动物亚门爬行纲有鳞目动物的总称。目前，世界上现存蛇类3425种，分布在我国的蛇有200余种。最大的蟒蛇长达10余米，最小的蛇长度仅10厘米左右。蛇是变温动物，体温随气温而变。我国绝大部分地区的蛇冬季气温低时会冬眠；生活在干燥沙漠里的蛇及生活在热带、亚热带的蛇，高温时也会夏眠。一部分蛇有毒，但大多数无毒。世界上所有的蛇都是食肉的。蛇类为卵生或卵胎生，也就是说，蛇不仅产蛋，也有些蛇可以直接产出小蛇。蛇类在生长过程中有一种特殊的生理现象——蜕皮，每蜕一层皮，蛇体便长大一次。

（三）蛇生肖

关于蛇进入十二生肖有一个传说。青蛙听说要排十二属相，想赶去天庭争夺一席之地，但是那时的青蛙没有腿，只好拼命用身子往前拱。在路上，它看见蛇正在树下睡大觉，旁边放着四条腿。蛇也是赶去天庭竞争属相的，走累了在树下休息一下，谁知睡着了。青蛙急忙把蛇腿偷过来给自己安上，一路小跑赶到了天庭，结果排到了第六位。等蛇醒来，发现腿不见了，只好鼓着劲向前爬。等蛇到了，已经排完了。蛇把排进十二属相的动物齐齐看了一遍，发现青蛙的腿是自己的，就向老鼠和牛诉说这事。老鼠和牛看不过眼，就把青蛙扔进水里去了，把蛇排在第六位。但是，青蛙在水里并没有被淹死，它气得在水里呱呱乱叫。直到现在，青蛙仍然是呱呱叫，蛇对青蛙的不义之举一直怀恨在心，见到青蛙就要恶狠狠地一口吞掉。

蛇在古代被认为是有魔力的动物，也是很多部族的图腾。中国古代传说中许多赫赫有名的神是人与蛇的混合体。西汉画像砖中描绘的人的祖先女娲，长着人的脑袋和身体，却拖着一条又粗又长的尾巴。《楚辞·天问》载："女娲有体，孰制匠之。"王逸在其后注："女娲人头蛇身，一日七十七化。"王延寿的《鲁灵光殿赋》亦云："伏羲鳞生，女娲蛇躯。"《山海经》描绘了更多和蛇有关的传说：水神共工，人面蛇身赤发；烛阴，睁眼为昼，闭眼为夜，同样也是人首蛇身；还有"主旱的大蛇""食鹿的青蛇""偷吃天帝神药的玄蛇""乘雾的飞蛇"等。可见，远古时期的先民们把蛇当成一种灵异的动物，对其充满了忌惮和敬畏。

龙的形象是由蛇而来，龙的主体（龙颈、龙身）是蛇的形象。先有蛇，再有龙，龙大蛇小，故人们常称蛇为"小龙"。十二生肖属相，蛇排行第六，位于龙之后。

（四）蛇象征

蛇在中国大多数地方被认为是神圣而神秘的生物。我国江南一带认为家蛇是吉兆，不可打杀。在福建一些地区，人们把蛇看成保佑家宅平安的吉祥物，将蛇尊称为"侍者公"，并相信家里的蛇越多越吉利。在求雨时，以求雨过程中见到蛇为吉兆，将蛇看作龙的化身。中国北方一些地区将蛇奉为神灵，并且不会食用蛇肉。

中国人认为蛇、鹤、龟都是延年之物，蛇象征着吉祥、长寿、多子多福。

蛇还被人们视为爱情的象征。中国的民间故事《白蛇传》，描述了以蛇为形象的女性不屈不挠地追求爱情的故事。

很多民间故事有灵蛇守护宝藏的说法。蛇也是聪明机灵、善于自全、长于守护与知恩图报的象征。

但蛇也有负面象征，因为有一部分蛇是有毒的，而且外形怪异，人们便用蛇来形容人的狠毒，如说某人"蛇蝎心肠"，是"毒蛇猛兽"。

（五）"蛇""巳"姓氏

1. 蛇姓氏 古代蛇被人尊崇，成为先民最早的姓氏之一。如《晋书》记载"后秦王苌即皇帝位于长安……立妻蛇氏为皇后"，并记载当时的建义将军名为"蛇玄"。古时又有复姓蛇丘氏与佘丘氏，如《风俗通义》云："蛇丘氏，济北有蛇丘惑，为河内太守。"又云："佘丘氏，有佘丘炳。"此"佘丘氏"可能改自"蛇丘氏"。有人考证，现代的"佘"姓很可能原作"蛇"姓，或因"蛇"姓欠雅而改为音近之"佘"字。夏朝的建立者禹，生从母姓"姒"。禹母所在部落以蛇为图腾，"以"的金文字形是蛇形，以姓就是蛇姓，后世依据一些古姓的造字法，加"女"成"姒"。

古代帝王会通过赐恶姓对受赐者本人及其家族进行惩罚，因蛇的负面象征，历史上很多恶姓源自毒蛇。据史书记载，女皇武则天曾给15个人赐过恶姓，所赐恶姓主要针对三个群体，即高宗的后妃、武氏家族成员、李氏宗族成员。她赐王皇后的家族为"蟒"姓。建立武周后，越王李贞、琅琊王李冲等起兵反叛，失败后，他们被赐"虺"姓。武则天的两个堂兄武惟良和武怀运曾对她的母亲不恭，武则天改其姓为"蝮"氏。

2. 巳姓氏 巳姓是地支中的姓氏。因"巳""以"二字古时形近音通，用作偏旁每可互换，故后人习惯用"以"字代"巳"，又添加女旁，遂成"姒"姓。巳姓是姒姓的简化写法。《中国姓氏大全》《中国姓氏集》中均收录有巳姓。今河南、河北、吉林、宁夏、江苏等地均分布有巳姓之人。

（六）蛇民俗

中国北方民间认为看见蛇蜕皮是不吉利的。民谚说："见到蛇蜕皮，不死也脱层皮。"若家中发现蛇，最忌杀死。一方面人们认为蛇是神灵，另一方面认为若杀死蛇或蛇没有被打死，蛇会报复，于家门不利。民间还有一种说法，遇到蛇时不能用手比画说蛇有多粗多长，如果这样做，被你比画的蛇会紧紧跟随你。

1. 蛇地名　福建始称"闽"。《说文解字》中说："闽，东南越，蛇种，从虫门声。"闽在先秦是越族的一支。"东南越"，或称"闽越"，以蛇图腾，并把蛇图腾作为本部落的标志。据史载，汉高祖时期，闽越国开始受西汉中央王朝的正式封立，闽越族逐渐消亡。之后，"闽"逐渐成为福建地域名。

巴蜀指四川，此地历来有蛇崇拜，"巴"字是巳蛇的巳多一点，"蜀"字中也有虫字。

2. 蛇节日

（1）福建樟湖蛇节：在福建省有一座千年古镇——樟湖镇，当地人把蛇当作保佑家宅平安的神物。他们认为家里有蛇是吉祥的象征，蛇越多越吉利，因此蛇在当地历来受保护，人们不能打蛇，忌食蛇肉，而且遇到蛇时还要主动让路。有蛇穿堂入室，家里主人会高兴地说："侍者公到咱家巡平安了。"镇上至今仍保留着建于明代的"蛇王庙"和规模盛大的蛇节。蛇节每年举行一次，节前，当地百姓四处觅捕一种叫"乌梢"的无毒蛇，放在蛇王庙的桶里、瓮里，为"游蛇神"活动做准备。节日到来时，不论大人小孩都手抓一条或多条蛇，有的用湿毛巾缠着蛇颈，有的拿在手中作耍，有的斜搭在肩上，有的缠绕在自己的颈脖或腰间。游行队伍穿越大街小巷，家家户户以香火、鞭炮迎接，祈求来年一帆风顺。游行结束，人们在蛇王庙前将蛇放归自然。纯朴的蛇文化及蛇崇拜在千百年的流传中深深地渗入到人们的生活中。"游蛇神"活动也从以前单纯地祈求来年风调雨顺、人丁兴旺，演变成健康向上的民俗文化。

（2）印度蛇节：印度的蛇节在每年八月举行，蛇节的活动丰富多彩。雪拉莱市被印度人视为"蛇节"的发源地，故印度旅游部门将之列为重点旅游城市之一。蛇节到来的时候，几乎人人手上都揣着一条蛇，信徒们亲吻无毒的蛇，年轻人让蛇缠在脖子上走来走去，年轻的女性把蛇系缚在腰间当作美丽的"腰带"，甚至小孩也将蛇缠绕在身上。印度的气候十分适合蛇类生存，加上崇蛇文化，印度是蛇最多的国家，据世界卫生组织的数据统计，印度每年有 5.8 万人死于蛇咬伤。

（3）意大利蛇城和蛇节：意大利的哥酉洛市是举世闻名的蛇城。这里的居民家家户户都养蛇，有繁荣的蛇市场。受当地文化的影响，很多儿童喜爱蛇玩具，长大后的理想是当养蛇专家。当地的"蛇节"到来的时候，家家户户把养的蛇放出来，让它们满地爬行，人们还会拿蛇作为礼品互相赠送。

3. **蛇神** 古埃及法老用黄金和宝石塑造了眼镜蛇的形象，并饰进皇冠，将其作为皇权的徽记；柬埔寨人历来将蛇视为吉祥物，柬埔寨的寺庙和宫殿前几乎都立有"蛇神那伽"雕像，人们认为"那伽"可以护佑众生，守护佛寺的安宁。蛇在东南亚许多国家是神灵的化身，法力无边。

二、蛇故事

（一）刘邦斩蛇

秦朝末年，刘邦做沛县亭长的时候，被县令指派押送百姓到骊山为秦始皇修筑陵墓，因为修筑工作艰苦，一路上不断有百姓逃跑，行至半路百姓已经逃走了一半。刘邦想，即使到达目的地，百姓也跑光了，自己也会因此被处死，还不如在此解散大家。于是在队伍到达芒砀山时，刘邦下令停止前进，坐下来和大家一起喝酒吃饭，让剩下的人饭后各自逃命，队伍中有十几个人认为刘邦很有义气，愿意此后跟随他。喝完酒后，探路人称前方有白蛇拦路，刘邦拔剑上前，将蛇斩作两段。队伍后面的人路过斩蛇的地方，发现一个老太太在哭泣，称赤帝之子杀了他的儿子，他儿子是白帝之子。大家都认为老妇胡言乱语，正准备打她，她却瞬间不见了。白帝子是秦王室的象征，跟随他的人因此更加敬畏他。这就是"赤帝子斩白帝子"的政治神话。

汉高帝斩蛇碑是后人为纪念汉高祖刘邦斩蛇起义而立的碑，位于河南省永城市芒砀山主峰，始建于汉文帝时期，多次重建，现存为复制明朝石碑。

（二）蛇为小龙的故事

中国人对蛇的崇拜由来已久，中国的龙和蛇关系密切，龙的主体（龙颈、龙身）是蛇的形象，龙大蛇小，故人们常称蛇为小龙。民间关于蛇为小龙有一个故事。据说乾隆某次南下路过松江城，城府台摆了丰盛的佳肴接驾。乾隆皇帝正在进膳，忽然听见屋上有"吱吱"声，抬头一看，只见两条白蛇盘在梁上，头朝下吐着蛇信，乾隆顿时吓得魂飞魄散，府台更是吓出一身冷汗，惊驾之罪是要满门抄斩的。正在焦急之际，站在一旁的师爷暗暗用手指指梁上的蛇，又点了点乾隆，府台恍然大悟，"扑通"跪下，连连叩首，说道："陛下休要惊慌，这不是蛇，是小龙，陛下是上界金龙，今天驾到小府，小龙自然要迎接圣驾，实是我皇洪福。"乾隆转惊为喜，从此蛇为小龙的说法在民间传开。

（三）捕蛇者说

《捕蛇者说》是唐代文学家柳宗元的散文名篇，讲一个关于捕蛇和苛政的故事。据说永州的野外有一种奇特的蛇，它有着黑色的身子，白色的花纹，所到之处草木皆枯，它咬了人，人必死无疑。如果将此蛇捕捉晾干，制成药饵，可以用来治疗拘挛抽筋、恶疮等病症。皇帝为征集这种蛇招募捕蛇人，捕蛇人可以用所捕之蛇来抵赋税，永州的老百姓都争着去干这个差事。

有个姓蒋的捕蛇人，捕蛇抵税多年，却忧伤地说："我的祖父和父亲都死在捕蛇上，现在我继承祖业干这件事已有十二年，有好几次也险些丧命。"别人问他："那你为什么不做别的差事，恢复赋税，不干捕蛇这一行不行吗？"捕蛇人听了，眼泪夺眶而出，说道："我现在的捕蛇差事虽然危险，但远远不及赋税的压力。严苛的赋税、凶暴的官吏压迫我们，使我们生活艰难，每日辛苦劳作仍然食不果腹、饿死无数，靠捕蛇却能够活下来。现在我即使死在捕蛇这个差事上，比起我的乡邻来，也算是幸福了。"看来，正如孔子所说："苛政猛于虎也！"

（四）打草惊蛇

蛇是不会主动对人进攻的，除非它认为人在攻击它或者人对它有威胁。如果你的脚踩上了它，它会本能地马上回咬。当人们行走在山路上，会边走边用木棍往草丛中拍打开路，这样如果草丛中有蛇，蛇会受惊逃避，避免人们踩到蛇被蛇咬，把蛇赶跑是打草惊蛇的字面意思。

打草惊蛇还有一个故事，出自宋代郑文宝的《南唐近事》。据说唐朝有一个人叫王鲁，在当涂县做县令，他贪赃枉法，搜刮了不少民脂民膏，县里的大小官吏无不效仿，都敲诈勒索无恶不作，县内老百姓敢怒不敢言。一天，王鲁批阅案卷，发现他的主簿被人联名控告营私舞弊、违法乱纪，而且证据确凿。这些事情大部分与王鲁有关，因此王鲁审阅案卷时，不免心生胆怯，颤抖着批了八个字"汝虽打草，我已蛇惊"，意思说你们虽然打的是草，可我这条藏在草里的蛇，却已受惊了。

"打草惊蛇"作为成语，本来的含义是惩办某一人或某些人，而使同样情况的其他人受到威震。后来这一成语多比喻做事不密、行动不慎，反使对方有所戒备。

（五）中国古代蛇寓言故事

1. **涸泽之蛇**　池塘干涸了，池塘里一大一小两条蛇决定迁徙，临行之前，小蛇对大蛇说："如果咱俩一前一后地走，人们看到两条蛇在爬行，肯定会捕杀我们。不如我们换一种方式，你背着我走，这样人们会被我们奇怪的行走方式吓到，认为我们是神灵出行，就不敢捕杀我们了。"大蛇觉得小蛇的话有道理，于是背起小蛇穿过大路。果然，路人见到它们都心生畏惧地敬而远之，并煞有介事地对别人说："刚才我看见蛇神了。"这则寓言启迪人们，要善于识别变化多端、故弄玄虚的诡计。

2.**杯弓蛇影**　晋朝有一个叫乐广的人，他请朋友到家里做客喝酒，朋友喝了一口酒，正准备把杯子放到桌上的时候，突然看见杯子里漂着一条小蛇，朋友心里虽然害怕和厌恶，但是出于礼貌还是硬着头皮喝了那杯酒。回家之后，那个朋友就一病不起，并且不再和乐广来往。乐广派人去问候他，才知道他酒杯有小蛇的事情。乐广仔细地把房间检查了一遍，终于弄明白了事情地缘由。原来，房间的墙上挂了一把弓，弓的影子倒映在酒杯里很像一条小蛇。于是他把那位朋友再次请到家里，让他朋友看清楚墙上的弓，再请他看看杯子里的影子。他朋友明白杯子里并没有小蛇，病立刻就好了。杯弓蛇影这一成语用来形容人疑神疑鬼，自相惊扰。

3.**画蛇添足**　楚国有个贵族，他祭祀祖先后，把祭祀用的酒赏给门客们喝。但是一壶酒不够分，于是有人提议："这壶酒只够一个人喝。大家在地上画蛇，先画好的人喝这壶酒。"大家同意了这个提议。有一个人最先把蛇画好了，拿起酒壶准备饮酒，但他看别人还没画完，又想卖弄一下，说："我再给蛇画上脚，你们也画不完。"他还没有把脚画完，另一个人的蛇画好了，抢过他的酒壶说道："蛇本来就没有脚，你画的蛇不算数，这酒你喝不成了。"这个故事告诉人们，多此一举、节外生枝，可能适得其反。

三、蛇用途

（一）蛇皮制作乐器

蛇皮具有重要的经济价值，不仅可以药用，还是中国民

生肖文化与养生趣话

族乐器二胡、京胡等的主要材料，它的质地非常柔软坚韧，而且具有共鸣性，可以放大琴弦的振动，使琴弦的音色更丰富和富有表现力。

（二）灭鼠除虫

蛇是"环境保护者"，可以控制老鼠和害虫的数量，使植物免受老鼠、害虫的破坏，对维持生态平衡有极为重要的作用。蛇是鼠的天敌，一条拇指粗的蛇每年大约能捕食鼠类200只。蛇也吃昆虫，如毛毛虫、蜗牛、蟋蟀、蝗虫等，甚至有的蛇专吃昆虫，如钩盲蛇喜食白蚁，翠青蛇喜食金龟子幼虫。

四、蛇危害

（一）蛇病害

蛇携带多种病原微生物，特别是寄生虫，如多种线虫、吸虫、绦虫和原虫等，其中裂头蚴、肝族虫等是人兽共患寄生虫。近年来人感染裂头蚴的案例时有发生，裂头蚴感染人体的途径主要有两种，一是通过皮肤或黏膜侵入；二是由于生吃或食入未煮熟的蛇肉，裂头蚴从肠道穿破肠壁感染人体。蛇患上寄生虫病后不仅造成蛇本身的机械性损伤，还会继发细菌性和病毒性疾病，可能危害常接触蛇的人群。蛇在生存过程中经常食用易被污染的蝙蝠、老鼠等动物，体内会含有大量的重金属、农药等有害物质，人类进食这些蛇肉对人体健康也会造成潜在危害。

（二）毒蛇咬伤的危害

毒蛇性情凶猛，咬伤人或畜后，如果不能及时妥当处理，常常造成终身残疾，甚至危及生命。用刀将蛇头剁下来后，蛇头虽然已经被砍断，但仍要小心，如果此时用手触摸它的头，很可能手指会被剁下的蛇头反咬一口。

五、巳蛇养生

（一）巳时养生

蛇在十二生肖中排第六位，对应十二地支中的"巳"，因此生肖蛇也叫巳蛇。十二时辰中的巳时指9：00 ～ 11：00，此时脾当令，是脾脏最活跃的时间。中医学认为"脾主运化，脾统血""脾开窍于口，其华在唇"，脾的功能好，人体的消化吸收功能便好，才能气血旺盛，口唇红润。脾虚不能运化，容易出现气血不足、身体虚弱的疾病，唇白标志血气不足，唇色紫暗标志着寒入脾经。

寒凉食物伤脾，脾当令之时，尤其不宜喝各种冷饮。反之，服用补脾健胃药，都宜在巳时即9：00 ～ 11：00服药效果最佳。

（二）效蛇养生功

金蛇摇首：坐姿、站姿均可，闭眼，肩膀以下保持不动，以下颌带动颈部向身体的正前方由上往下慢慢画圆圈。每组做24下，1天做3 ～ 5组。

功效：提神醒脑，预防颈肩部疼痛。

（三）脾的食疗

1. **脾气虚**　症见气虚体弱、面色㿠白，纳少腹胀，大便溏稀，舌淡胖，齿痕，舌苔薄白，脉沉。

（1）参苓粥：人参5克（或党参15克），茯苓20克，生姜5克，大米150克。先将茯苓、生姜切碎煎汁，再将人参（党参可直接与茯苓、生姜同煎）另炖取汁，两汁相合，药汁加适量水与大米煮粥，切参末和粥同服。温服。

（2）黄芪党参炖鸡：黄芪10克，党参20克，童子鸡1只（约500克），生姜、黄酒适量。以上五味，隔水炖煮1.5小时。食肉饮汤。

2. 脾胃虚弱 症见胃脘虚痛，纳呆食减，泄泻，舌淡有齿痕，舌苔薄白，脉沉。猪肚方：猪肚1只，白术30克，橘皮10克，生姜、花椒、食盐各适量。猪肚洗净，纳入白术、橘皮，再放生姜、花椒、食盐，封口，下锅煮至猪肚熟，去药渣，猪肚切丝。佐餐食用。

3. 脾胃阴虚 症见阴虚胃热，胃灼热口干，大便干结，舌红少津。

（1）生地粥：生地黄30克，麦冬30克，沙参20克，大米150克，白糖适量。将生地黄与沙参用纱布包住，与麦冬同煎10分钟，去纱布，下大米煮粥，加适量白糖。温服。

（2）百合粥：鲜百合30克，枸杞子30克，粳米60克。将枸杞子水浸半小时，洗净后与百合、粳米同煮成粥。温服。

（3）麦冬苦瓜汤：麦冬20克，苦瓜150克，猪瘦肉100克。猪肉切块焯水，与麦冬、苦瓜小火慢煲1小时。温服。

4. 脾胃阴虚兼失眠健忘 多见于老年人，症见食少气衰，津亏便秘，耳目昏花，失眠健忘。芝麻茯苓饼：黑芝麻50克，茯苓20克，面粉500克，蜂蜜适量。茯苓去皮、碾成细末，黑芝麻淘去杂质，晒干，入面粉拌匀，将茯苓和蜂蜜加入面粉和成面剂，轧成方块状薄饼，烤熟。每日早晚分食。

5. 脾胃阳虚 症见脘腹冷痛，喜温喜按，呃逆，呕吐，肠鸣腹泻。

（1）干姜粥：干姜3克，高良姜5克，糯米60克，红糖或饴糖适量。将干姜、良姜切末先煮沸，再入米煮粥，加红糖或饴糖即成。热服。

（2）姜椒鱼：鲫鱼1条（250克），生姜30克，香附10克，胡椒3克，食盐、葱各适量。鲫鱼洗净去除鱼鳞和内脏，生姜切片，将生姜、香附、胡椒填入鱼肚中，加水小火炖熟，加食盐、葱调味。吃鱼喝汤。

（3）八珍糕：薏苡仁、芡实、白扁豆、莲子、山药各80克，党参、茯苓各50克，白术30克，白糖240克，白米粉适量。将薏苡仁、芡实、白扁豆、莲子、山药、党参、茯苓、白术、白糖共研细末，同白米粉适量混匀，加水和匀，蒸熟为糕，切块、烘干便于储存。随意食之。

6. 脾胃阳虚兼反酸 症见上腹疼痛，胀闷，兼有嗳气、反酸、嘈杂、恶心等。大枣生姜汤：大枣10枚，生姜1～2片，红糖适量。将生姜洗净、切片，加红糖，与大枣同煮熟。煎汤代茶饮，每日服3次，饭前、饭后均可饮用。

7. 脾虚湿盛 症见精神不振，四肢困倦，脘腹痞闷，舌质淡胖，苔白厚腻，脉濡滑或细滑，女性白带过多。

（1）佛手炖猪肠：佛手20克，猪小肠80克，食盐适量。猪小肠洗净切段，将猪小肠与佛手放入锅中，加适量水小火炖熟，加食盐调味。早晚分食。

（2）薏仁鲫鱼汤：薏苡仁15克，鲫鱼100克，生姜、味精、食盐适量。鲫鱼油煎至两面金黄，加水、生姜、薏苡仁，大火煮汤，煮至汤色奶白，加入味精、食盐即可。饮汤食肉。

生肖文化与养生趣话

（3）薏楂苓萝汤：薏苡仁30克，山楂10克，茯苓10克，猪瘦肉50克，白萝卜200克，食盐适量。薏苡仁、山楂、茯苓、猪瘦肉、白萝卜加水同煮，水开后小火炖煮半小时，加食盐调味。饮汤，早晚分食。

（4）芪苓薏米粥：黄芪10克，薏苡仁30克，茯苓10克，竹茹10克，橘皮5克，甘草5克，粳米50克。将黄芪、薏苡仁、茯苓、竹茹、橘皮、甘草装入布袋，与粳米共同煮粥，粥熟，捞出布袋。温服，每日1次。

8.脾胃气滞 症见脘腹胀闷，嗳气呕吐、消化不良，食欲不振。

（1）佛手大枣粥：取佛手15克，大枣10枚，粳米60克，冰糖适量。佛手洗净切细丝、大枣去核，将二者与淘洗干净的粳米一同放入锅中，加水用小火煮粥，粥熟时，加入冰糖溶化即可。喝粥，每日两次。

（2）甘松粥：甘松5克，香附10克，粳米70克。甘松与香附先煎15分钟，取汁与粳米煮粥。温服。

9.脾胃气滞兼湿阻 症见脘腹胀痛，便溏，舌苔厚腻。五花茶：厚朴花5克，葛花5克，白梅花5克，代代花5克，豆蔻花5克。以上五味，开水闷泡5分钟。温服，以代茶饮。

（四）蛇的药用和食疗

1.蛇的药用

药用的蛇有蕲蛇、乌梢蛇、金钱白花蛇等，中医学认为蛇具有祛风湿、散风寒、舒筋活络、止痉、止痒等功效。临床多应用于风湿性关节炎、风湿性瘫痪、麻风、瘾疹、小儿惊风和疥癣等病。

蛇肉中含有丰富的蛋白质、脂肪、糖类，以及钙、磷、铁、维生素 A、维生素 B 等。最近研究发现，蛇肉中还有一种能增加脑细胞活力的谷氨酸营养素，以及能帮助消除疲劳的天门冬氨酸，合理食用可增进健康、延年益寿。

广东地区的蛇餐、蛇宴久负盛名。蛇被一些人视为美味佳肴和食疗药膳的重要材料，另外蛇的种类很多，中医学认为不同种类的蛇和蛇的不同部位有不同的药性、功效，一味追求食蛇养生并不值得推荐。

（1）蕲蛇：又名五步蛇、白花蛇、尖吻蝮，为蝰科动物五步蛇除去内脏的干燥体，甘、咸，性温，有毒，归肝经，具有祛风、通络、止痉的功效。用于治疗风湿顽痹、麻木拘挛、中风口眼㖞斜、半身不遂等病症。《本草纲目》记载蕲蛇"能透骨搜风，截惊定搐，为风痹、惊搐、癫痫、恶疮要药，取其内走脏腑，外彻皮肤，人身无处不到"。

（2）乌梢蛇：为游蛇科动物乌梢蛇的干燥体，甘、平，归肝经，具有祛风、通络、止痉之功效，用于风湿顽痹、麻木拘挛、中风口眼㖞斜、半身不遂等病症。《本草纲目》记载乌梢蛇"功与白花蛇同，而性善无毒"。

（3）金钱白花蛇：为眼镜蛇科动物银环蛇的幼蛇干燥体，甘、咸，性温，有毒，归肝经，功与蕲蛇、乌梢蛇相同。

（4）蛇蜕：为游蛇科动物黑眉锦蛇、锦蛇、乌梢蛇、赤链蛇等多种蛇蜕下的干燥表皮膜，有祛风、定惊、解毒、退翳的功效，用于治疗小儿惊风、抽搐痉挛、翳障、喉痹、疔肿、皮肤瘙痒等病症。《本草纲目》记载蛇蜕"治喉痹喉风，疔肿漏疮，肠痔，蛊毒五邪，言语僻越"。

（5）蛇毒：是从毒蛇头部毒腺中分泌出来的一种毒液，

生肖文化与养生趣话

其成分是蛋白质或多肽类物质。蛇毒的药用价值很多，现代药理研究表明，蛇毒具有抗癌、凝血、镇痛、抗炎等作用，能够用于中风、脑血栓、冠心病等疾病的治疗。

（6）蛇胆：为眼镜蛇科眼镜蛇属动物眼镜蛇、金环蛇属动物金环蛇、游蛇科乌风舵属动物乌梢等多种蛇的胆囊，具有祛风镇惊、化痰止咳、凉肝明目、解毒之功，内服可治肝热目赤、肺热咳嗽、胃热疼痛等病症，外用可治疗外痔、疔痛、腮腺炎、淋巴结肿大等病症。

2. 蛇的食疗

（1）肉苁蓉炖蛇肉：具有滋补气血、强身健体之功，适用于肾虚、腰痛乏力等病症。肉苁蓉 15 克，蛇肉 100 克，鸡肉 100 克，绍酒、生姜、葱、食盐各适量。肉苁蓉、蛇肉、鸡肉、绍酒、生姜、葱、食盐同放炖锅内，加水适量，将炖锅置大火上烧沸，再用小火炖煮 50 分钟即成。随意食用。

（2）胡椒炖蛇肉：可治风湿关节炎。蛇肉 100 克，白胡椒 15 克。蛇肉与白胡椒同炖，肉熟即可。吃肉，每 3 天吃 1 次。

（五）蛇元素的中药和食疗

1. 蛇元素的中药

（1）蛇床子：因蛇喜好卧于其下而得名。蛇床子的主要功效是燥湿祛风、杀虫止痒、温肾壮阳，用于阳痿、宫冷、寒湿带下、湿痹腰痛等病症，外治女性外阴湿疹、阴痒、滴虫性阴道炎。

（2）白花蛇舌草：能清热解毒、利湿通淋，用于痈肿疮毒、咽喉肿痛、毒蛇咬伤及热淋涩痛、湿热黄疸。

（3）蛇莓：有清热解毒、散瘀消肿、凉血止血的功效，可用于感冒、痢疾、惊痫、咽喉肿痛、咳嗽、咯血、疔疮痈肿、湿疹、黄疸、蛇虫咬伤等病症的治疗。

2. 蛇元素的食疗

（1）蛇床子羊肉汤：可用于男子阳痿早泄，女子带下清冷，月经后期量少，腰酸形寒，舌淡苔薄白，脉沉迟。羊肉 100 克，当归 20 克，蛇床子 15 克，生姜、食盐、料酒各适量。羊肉、当归、蛇床子装入布包，布包冷水下锅，加生姜、食盐、料酒，水沸后小火煲半小时。食肉饮汤，此汤不宜久服，春夏季节不宜服。

（2）蛇莓煮鸡蛋：治疗小儿肺热型哮喘，咳喘痰多色黄，身热面红，舌红苔黄厚，脉滑数。蛇莓 15 克，鸡蛋 1 个，食盐适量。蛇莓洗净，切碎，加食盐，与鸡蛋同煮，待鸡蛋熟后，敲碎蛋壳，继续小火煮 15 分钟。食蛋，每日 1 个。

第七章

午马趣话

一、马文化

（一）解"马"字

马字的繁体为"馬"，是象形字，《说文解字》云："怒也。武也。象马头、髦尾、四足之形。"马，一种会昂首怒吼的动物，高昂的马首、颀长的脖颈、飘逸的马鬃、健壮的四肢、洒脱的马尾，充分展示出剽悍雄武的精神气质。马属于单蹄食草大型哺乳动物，被人类驯化后性温顺，可作为驮畜、耕畜和乘用畜。它和其他现存的马属和马科动物的区别是尾毛和鬃毛长，后腿飞节内下方有一块胼胝，蹄子较大，颈稍呈弓形，头小，耳短。所有与马相关的字，都采用"马"作偏旁。

（二）马特性

马，哺乳纲奇蹄目马科马属，草食性动物，大约于四千年前被人类驯服。通过化石研究证实，马属动物的祖先——始新马出现于5500万年前的北美，其身体如狐狸样大小，以多汁嫩叶为食，前足有四指，后足有三趾。不同品种的马体格相差很大，重型品种体重可达 1 吨，体高 2 米；小型品种体重不到 200 千克，体高不足 1 米；袖珍矮马体高仅 60 厘米。马的四肢长，骨骼坚实，肌腱和韧带发育良好，蹄质坚硬，能在坚硬地面上快速奔跑，春、秋季各脱换被毛 1 次。它们汗腺发达，有利于调节体温、适应新环境；心肺发达，有利于奔跑和强烈劳动；食道狭窄，大肠特别是盲肠异常发达，有助于消化吸收粗饲料；牙齿咀嚼力强，切齿与白齿之间的空隙称为受衔部，装勒时可放衔体，以便驾驭。根据马的牙齿数量、形状及磨损程度可判定其年龄。马的听觉和嗅觉敏锐，距离判断力较弱，对 500 米以外的物体只能形成模糊图像，但对近距离物体则能很好地辨别形状和颜色。马的眼底视网膜外层有一层照膜，便于感光，使其在夜间也能看到周围的物体。马易于调教，通过听、嗅和视等感觉器官，能形成牢固的记忆，其平均寿命 30～35 岁，最长可达 60 余岁。

马和驴都属于马科动物，虽不是一个属，却可以互相繁殖，骡子就是马和驴杂交的后代。母马所产后代称为马骡，外形酷似马，它的特点是食量较大、力量大、耐力强，性情急躁却很聪明；母驴所产后代称为驴骡，它的特点是食量一般、体格小，性情温顺。通常认为骡子没有生殖能力，因为马的染色体是 32 对，驴的染色体是 31 对，二者生下来的骡子染色体是 63 条，这就导致骡子体内有 1 条染色体无法配对，使其无法繁育下一代。但历史上却有雌骡产驹的报道，研究证实雌骡产驹和基因变异有关，其概率极低。

生肖文化与养生趣话

（三）马生肖

传说古时的马是有翅膀的，叫天马，它可以地上跑，水中游，天上飞。后来天马在玉帝殿前做御马，性格越发骄横。一日，天马出天宫，在东海硬闯龙宫，并踢死了守门的神龟。此事被龙王告到天宫，玉帝便下令削去天马双翅，将其压在昆仑山下，三百年不许翻身。两百多年后，人类的先祖——人祖从昆仑山经过，天马大喊道："善良的人祖，请您救救我，我愿终生为您效力。"人祖生出同情之心，便砍去山顶上的桃树，破坏了压制天马的封印，只听一声巨响，天马从昆仑山底一跃而出。

天马为了答谢人祖救命之恩，来到人世间终世为人祖效劳，它耕地拉车、驮物甚至征战沙场。从此，马和人就成了形影不离的好朋友。当玉帝准备挑选十二生肖时，马成了人类推选的动物之一，玉帝也因马立功赎罪而让马当上了生肖。

现实生活中，马以它聪明、勇敢、忠诚的特征，成为人类可靠的朋友、得力的助手，无论是在农耕、运输、交通上，还是在战场上，马都起到了重要的作用，无怪古人将马称为"六畜之首"。

（四）马象征

马是古代战争必备的坐骑。因此，马多与战争英雄的形象相互关联。

围绕马的英雄传说有很多，一代天骄成吉思汗，曾亲手驯服了八匹草原上的骏马，这八匹骏马多次在战斗的危急时刻拯救成吉思汗。可见，成吉思汗的赫赫功名少不了战马的功劳。"八骏马"在蒙古人心目中具有崇高的地位，已成为一种精神和文化的象征。

楚霸王项羽驯服乌骓的故事至今广为流传。乌骓是一匹黑马，据说它当初被捉到时，野性难驯，争强好胜的项羽打算亲自驯服这匹烈马。他驯马有术，一骑上乌骓就扬鞭奔跑，马非但没能把他摔下，反倒被他累的汗流如注，身疲力竭。项羽不慌不忙地骑在马上，忽然抱住树干，想把马压制住，谁知乌骓也不甘示弱，拼死挣扎，二者激烈地角力，直到那树被拔起，连根都离开了山土，乌骓总算被楚霸王的"拔山"之力折服了，心甘情愿地成为他的坐骑。

古典小说《三国演义》中的关云长，"过五关，斩六将"的英雄形象也和他的赤兔马紧密相关。由此可见，马的形象多和战争、英雄息息相关。

（五）"马""午"姓氏

1. 马姓氏　目前马姓人口主要分布在我国北方，如河南、河北、山西等省份。据考证，马姓的来源主要有两个。①源于赵姓。赵奢是战国时的名将，他刚正不阿，不畏权势，在秦军大举进攻赵国时，他奉命救援，英勇作战，大胜秦军，打破了秦军不可战胜的神话，被封为"马服君"，赵奢的子孙便以"马服"为姓氏，后来直接改为单姓马，世居邯郸。②源于回族。回族中马姓很多，主要为阿拉伯、波斯人名的音译，特别是与伊斯兰教创始人穆罕默德的音译有关，因为马是穆的谐音。

2. 司马姓氏　司马姓氏是复姓中的大姓，其人口分布较为广泛，在河南、陕西、山西、安徽、湖南、江苏等省份均有分布。司马源于程姓，出自西周掌管军事大权的大臣程伯

生肖文化与养生趣话

休父，"司马"是古代官名，指调遣武装部队的武官，掌管天下军事，因程伯休父征战有功，被赐姓为司马，其后世子孙即"以官为氏"而姓司马。司马氏是西晋和东晋的国姓，共历十五帝，一百五十六年，进一步扩大了司马世家的影响。东晋王朝灭亡以后，由于种种原因，司马氏有许多改为司氏、马氏、同氏、仝氏、冯氏等。

3. **午姓氏** 午姓据传是战国时期公子午的后代，但也有人称午姓是逃避官兵的段姓者所改。据说段姓祖先在朝廷当官时犯下错误，皇帝要灭其九族，在逃跑时，段姓者碰到官兵追问姓氏，他抬头看天，算出时间正好是正午时分，就说自己姓午，从此以后就有了午姓。

（六）马风俗

中国自古有祭马的风俗，一年中有"春祭马祖""夏祭先牧""秋祭马社""冬祭马步"。马祖是马在天上的星宿，古人云："马与人异，无先祖可寻，而言祭祖者，则天驷也。"古人认为马的祖先是星宿天驷，通过祭马祖祈求马匹兴旺。传说先牧是最初教人牧马的神灵，祭先牧表示不忘其恩德。马社是马厩中的土地神，人们通过祭马社祈求马匹平安健康。古人认为马步是主管马灾疫的神灵，通过祭马步祈求马免受灾疫。

民间某些地区还有祭拜马王爷的风俗，并建有马王庙，农历六月二十三为祭马王节。

在东北地区，汉、满族结婚有踏马杌的风俗，新娘下车后，足踏马杌，脚不沾地，希望借此以避邪祟之扰。

蒙古族有马奶节，通常在每年农历八月末举行庆祝活动。这天，牧民们穿上节日盛装，带着马奶酒骑着马赶到指定地点。旭日初升开始赛马活动，参赛马匹均为两岁小马，以表示人们对马奶哺育的敬意。赛后人们摆起宴席，在马头琴的伴奏下，纵情歌唱，开怀畅饮。

佤族以马占吉凶，每年过春节时人们会喂马吃糯米饭，并观察马在厩中的姿态以占卜吉凶。佤族人认为占卜时马头朝东是吉利的征兆，朝西则是不吉利的征兆。

二、马故事

（一）塞翁失马

传说战国时期，北部边城住着一个老人，名叫塞翁，塞翁爱马，养了许多马。一天，他的马中有一匹走失了，邻居们听说这件事，都赶来劝慰他，塞翁反而笑着说："我丢了一匹马损失不大，没准会带来什么福气呢。"过了几天，丢失的马不仅回家了，还带回一匹匈奴的骏马。邻居听说了此事，纷纷向塞翁道贺说："还是您有远见，马不仅没有丢，还带回一匹好马，真是福气呀。"塞翁却一点也不高兴，他忧虑地说："虽然白得了一匹好马，但不一定是福气，也许会惹出什么麻烦。"邻居们觉得他故作姿态，明明高兴却不说。塞翁有个独生子，非常喜欢骑马，他发现带回来的那匹马彪悍神骏，十分喜欢，于是每天都骑着那匹马出游，某一日他策马扬鞭，从马背上跌下来，摔断了腿。邻居们听说后，又纷纷来慰问。塞翁说："没什么，儿子腿摔断却保住了性命，或许是福气呢。"邻居们觉得他又在胡言乱语。不久，匈奴举兵入侵，青年人都被应征入伍，塞翁的儿子摔断了腿，不能去当兵，入伍的青年大多战死，塞翁的儿子因没有上战场而保全了性命。

生肖文化与养生趣话

塞翁失马的故事启示人们要用辩证的眼光去看问题,身处逆境不消沉,身处顺境不迷醉。

(二)伯乐相马

传说中,天上管理马匹的神仙叫伯乐,春秋时期有一个叫孙阳的人对马很有研究,人们就用伯乐来称呼他。楚王听说了伯乐的名声后,委托伯乐找一匹能日行千里的骏马。伯乐因此去了好多地方,但都没发现中意的良马。一天,伯乐在路上看到一匹马拉着车吃力地上坡,马累得气喘吁吁,浑身冒汗,皮肤也受了伤,见伯乐走近,突然昂起头来大声嘶鸣。伯乐立即从它的声音判断出,这是一匹难得的骏马,便从驾车人手里买下了这匹马。经过一段时间的精心喂养,这匹马变得非常健壮,为楚王驰骋沙场,立下不少功劳。后来,人们就用伯乐比喻善于发现、推荐、培养和使用人才的人。

(三)唐人偏爱舞马表演

唐代是舞马的鼎盛时期,舞马表演是当时备受宫廷贵族们欢迎的娱乐项目,能否观看舞马表演也成为当时身份地位的象征。唐代甚至为舞马专门设立了一个管理机构,这个机构设于宫中,被称为内闲厩。宫中还设有男女马伎队,饲养大量舞马。经长期训练的马可闻乐起舞,甚至衔杯向皇帝献酒。

(四)马和驴的寓言故事

有商人用一匹马和一头驴运送货物。在路上,驴感觉货物太重,驮起来非常吃力,已经快到自己的极限了,便对马说："请分担一点我的负担，救我一命。"马不同意，最后驴精疲力竭累死了。主人只好把所有的货物，连同那张驴皮，都放在马背上。马哭着说："真后悔啊！因为我不肯分担驴的负担，现在要驮上全部的货物。"

这则寓言启示我们，人与人应该互相帮助，同甘共苦，如果每个人只考虑个人得失，就会是唇亡齿寒的结局。

（五）昭陵六骏

昭陵六骏是唐太宗当年征战疆场的六匹战马，它们分别为特勒骠、青骓、什伐赤、飒露紫、拳毛䯄和白蹄乌。李世民为纪念它们，将它们的形象雕刻在自己陵墓的石屏上。昭陵六骏石刻采用高浮雕手法，青石质地，每屏上方一角原刻有由欧阳询书丹的唐太宗亲题赞语，现已风化不存。安禄山叛乱时，人们怀念太宗皇帝，就有石刻六骏在潼关南原参战的传说。

（六）指鹿为马

秦始皇去世后，秦二世胡亥即位，当时的丞相赵高野心勃勃，企图篡夺皇位，他打算先摸清反对他的人都有谁，试一试自己的威信。他在上朝时，让人牵来一只鹿，对秦二世说："陛下，我献给您一匹好马。"秦二世很困惑，对赵高说："丞相，这明明是一只鹿，不是马。"赵高却面不改色心不跳地说："请陛下看清楚，这的确是一匹千里马。"秦二世又看了看那只鹿，将信将疑地问："马的头上怎么会有角呢？"赵高一转身，用手指着众大臣，大声说："陛下如果不信我的话，可以问问众位大臣。"大臣们看到赵高脸上露出阴险的笑容，明白了他的用意。一些胆小又不想说假话的人都低下头，不敢说话，怕说真话后被赵高所害。一些正直的人气愤于赵高所为，坚持说这是鹿而不是马。还有一些平时就紧跟赵高的奸佞之人，立刻拥护赵高的说法，对皇上说："这确是一匹千里马！"事后，赵高通过各种手段把那些不顺从自己的正直大臣纷纷治罪。后来，指鹿为马比喻故意颠倒黑白，混淆是非。

（七）田忌赛马

齐国的大将田忌，很喜欢赛马赌马。他和齐威王赛马，每次都失败。孙膑告诉田忌说，你去下重金赌注，我教给你赢的办法，保证你赢。比赛开始了。第一场比赛，孙膑先以下等马对齐威王的上等马，田忌输了。第二场比赛，孙膑拿上等马对齐威王的中等马，获胜了一局。齐威王有点慌乱了。第三局比赛，孙膑拿中等马对齐威王的下等马，又战胜了一局。这下，齐威王傻眼了。比赛的结果是三局两胜，田忌赢了齐威王。还是同样的马匹，由于调换了比赛的出场顺序，就得到转败为胜的结果。

（八）徐悲鸿一生画马

徐悲鸿一生画马。他画的马有天马行空的天马、立马斜阳的立马、小步奔走的马。早期他的马"踯躅四顾，萧然寡俦""为觅生刍尽日驰"。九一八事变后，他的马变为"哀鸣思战斗，迥立向苍苍""秋风万里频回首，认识当年旧战场"。画家有时以马抒写苦闷心情，"此去天涯将马托"；有时以马表达希望和理想，"相期效死得长征"。中华人民共和国成立后，他的马变为"山河百战归民主，铲尽崎岖大道平"的奔马。徐悲鸿始终以马寄托爱国主义情怀。

（九）蛛丝马迹

"蛛丝马迹"这个成语，比喻事情留下来的隐约可寻的痕迹和线索。词典中多解释为："沿着蛛网的细丝可以找到蜘蛛的所在，按照马蹄的痕迹可以寻到马的去向。"马留下的蹄印与痕迹应该是很明显的，与蛛丝并不相称，由此有人考证，"马"和"虫"应当是相通的，"马"应当指一种"虫"。唐代段成式《酉阳杂俎》云："灶马，状如促织，稍大，脚长，好穴于灶侧。俗言，灶有马，足食之兆。"看来，蛛丝马迹里的"马"应该指的是"灶马"这种灶台周围的小虫，而不是真正的"马"。2004年2月1日语文出版社出版的《通用成语词典》中即出现注释，"蛛丝马迹"的"马"，指"灶马，一种穴居于柴灶旁的昆虫"。

三、马用途

马在古代是农业生产、交通运输、军事活动的主要动力工具。随着动力机械的发明和广泛应用，马的役用价值在一些工业发达国家明显下降，马匹的饲养量大为减少。马还有用作赌博的赛马、用作运动的马术用马、用作草原旅游业的跑马、用作牧民牧羊牛时的坐骑马、用作某些西方国家皇室出行时显示威严的马车用马等，以供人类娱乐为主。但在某些发展中国家和地区，马仍然还是役力的主要工具。

马鬃和马尾拉力强，弹性好，耐磨，耐热，耐寒，具有抗酸、磨、蚀的特性，主要用于制作刷子、工业滤布、高级服装的衬布、马头琴等各种弦乐的弓弦等。

马骨可制成高档工艺美术品和马骨泥、骨粉、骨胶等，马蹄壳可加工制成蹄壳粒出口。

四、马危害

（一）亨德拉病毒

亨德拉病毒是一种人畜共患病毒性病毒，于1994年在澳大利亚昆士兰州布里斯班郊区的亨德拉首次被发现，该病毒能引起严重的呼吸道疾病。当时亨德拉小镇21匹马及3个人感染，这3个人其中一人为马夫，一人为49岁驯马师，还有一人是兽医顾问血清测试阳性但无症状。这种病毒造成的疾病的典型特征是严重的呼吸困难和高死亡率。自然感染马的潜伏期通常为8～11天，发病过程很急，从出现症状到死亡通常为1～3天。初期，患马表现为厌食和沉郁，体温升高达41℃，呼吸快速、浅表，出汗，黏膜充血，站立不稳，共济失调。晚期常见鼻内有大量黄色泡沫液体排出。人表现严重的流感样症状。发病初期有显著的呼吸道症状，伴有发热和肌痛。有的出现神经症状，常表现为中度脑膜脑炎。

（二）马鼻疽

马鼻疽是由鼻疽杆菌所致的传染病。原系马、骡及驴等单蹄兽类较为多发的一种传染病，人因接触病畜或染有致病菌的物品而感染。临床表现主要为急性发热，呼吸道、皮肤、肌肉等处出现蜂窝织炎、坏死、脓肿和肉芽肿。有些呈慢性经过，间歇性发作，病程迁延可达数年。

（三）马传染性贫血

马传染性贫血是由反录病毒科慢病毒亚科中的马传染性

贫血病病毒引起的马、骡、驴传染病。发烧期的病马是最危险的传染源，其血液和脏器（肝、脾、骨髓、淋巴结等）含有大量病毒，常随同分泌物和排泄物排出体外而散播。中国曾有几例人感染此病的报道，其特征主要为间歇性发烧、消瘦、进行性衰弱、贫血、出血和浮肿；在不发烧期间则症状逐渐减轻或暂时消失。在我国该病被定为二类疫病，会对养马业造成巨大经济损失。

五、午马养生

（一）午时养生

马在十二生肖中位居第七，在十二地支配属"午"，故十二时辰中的午时又称"马时"，为 11：00～13：00。午时为阳气最盛之时，据说是因为在这个时间段一般动物都躺着休息，只有马还站着，这样午时就属于马了。

午时心当令，心在五行属火。心藏血，主血脉，主神明，开窍于舌。中医学认为心为君主之官，主宰人体的思维意识活动。午时是阳尽阴生、阴阳转换的时候。午休是一种非常好的养生方法，也是养心的重要方法。人经过了一个上午的劳作，在午时如果能小睡片刻，不但对于养心大有好处，同时对保持下午和晚上的精力很有帮助。如果不能午睡，建议闭目养神。午间不适宜做剧烈运动，不适宜情绪过于兴奋，中医学认为大喜的情绪最易伤心。

心主血脉，血虚的人，最容易本脏失养，出现心血不足的证候，表现为胸闷胸痛、心悸失眠。心为火脏，位居上焦。心血不足，容易出现心火上炎的证候，表现为口舌生疮、心烦失眠。

（二）效马养生功

骏马踏步：踮脚走路，尽量用脚尖，自然扭胯，饭前饭后各走100步。

功效：锻炼平衡能力，男性可防治前列腺疾病，女性可缓解小腹下垂和慢性腹痛性疾病。

（三）心的食疗

1. 心火亢盛　症见喜怒无常，入睡困难，口干喜饮，口舌生疮，便秘，尿黄赤，舌红，苔黄，脉数。养心粥：麦冬15克，茯神15克，党参30克，大枣10枚，糯米100克。上五味煎汤取汁，与糯米煮粥，加入红糖。温服。

2. 心神失养　症见精神恍惚，哭笑无常，心悸健忘，头晕乏力，舌淡红，苔薄白，寸脉浮数。

（1）甘麦大枣粥：小麦30克，粳米50克，大枣10个，甘草15克。先将小麦、甘草、大枣加水煎煮后取汁，再将粳米洗净，加入药汁后煮成稀粥。每日分两次服下。

（2）酸枣仁粥：酸枣仁30克，粳米60克。将酸枣仁加水煎煮后取汁，再将粳米洗净，与酸枣仁汁一起煮成稀粥。每日可食1次，连续服用10天。

3. 痰蒙心窍　症见头晕心悸，夜寐不实，喉中痰鸣，口吐痰涎，甚则手足抽搐，两目上视，舌胖，舌苔厚腻，脉滑。天麻炖狗心：狗心2个，天麻25克，连翘15克，蝉蜕10克，石菖蒲10克，竹沥15克，大葱1段（10厘米），生姜3片，花椒3克，食盐3克，食用油30毫升。将狗心剖开洗净，切成长方条，天麻、蝉蜕、石菖蒲洗净备用。锅烧热，放食用油、天麻、连翘、蝉蜕、石菖蒲、竹沥、大葱、生姜、花椒、食盐，将狗心煮熟即成。吃狗心，喝汤，亦可作菜肴食用。

4. 痰火扰心 症见心悸心烦、焦虑不安，失眠多梦，舌红，苔黄腻，脉滑数。

（1）山药冬瓜汤：山药 50 克，冬瓜 150 克。以上两味，入锅中慢火煲 30 分钟，调味后即可食用。饮汤。

（2）丝瓜花蜜饮：丝瓜花 15 克，蜂蜜 10 毫升。以上两味煮水 15 分钟。温服，代茶饮。

（3）百合二豆饮：百合 15 克，赤小豆 20 克，绿豆 20 克，鲜花生叶 20 克。绿豆、赤小豆泡 2 小时，与百合、鲜花生叶共煮 30 分钟。温服，代茶饮。

5. 心血不足 症见头晕，面色不华，失眠健忘，倦怠乏力，舌质淡红，脉细数。

（1）党参琥珀炖猪心：党参 10 克，琥珀粉 5 克，猪心 1 个。以上三味，加水炖熟调味食用。隔日 1 次。

（2）归参龙眼猪心汤：当归、党参、龙眼、枸杞子、酸枣仁、白芍各 10 克，猪心 1 个，食盐适量。将猪心洗净切片，诸药水煎取汁、煮沸，下猪心煮熟，加食盐调味服用，温服。

6. 阴虚火旺 症见心悸不宁，失眠，五心烦热，潮热盗汗，舌质红，脉细数。

（1）玉竹炖猪心：猪心 1 个，玉竹 50 克，食盐、葱、姜、花椒各适量。先煎煮玉竹 2 次，取药液 1.5 升，加入猪心，以及食盐、葱、姜、花椒，炖煮 1 小时，去汤，猪心切片。佐餐食用。

（2）百合冰糖水：百合 15 克，冰糖适量。以上两味水煎 15 分钟。温服，每日 1 次。

7. 心阳虚 症见胸闷气短，神疲乏力，面色苍白，形寒肢凉，舌质淡，脉细弱或沉细。桂枝桂圆汤：桂枝 5 克，桂圆 15 克。水煎 1 小时即可。温服，每日 1 次。

8. 心阳虚兼水肿 症见胸脘痞满，形寒肢冷，小便短少，或下肢浮肿，渴不欲饮，恶心吐涎，舌苔白滑，脉弦滑。鲤鱼赤豆汤：鲤鱼 1 条（约 500 克），赤小豆 250 克。鲤鱼肉与赤小豆同煮，肉熟即可。饮汤食鱼，每日两次，连服 5～7 天。

9. 心血瘀阻 症见失眠多梦，心悸，舌尖有瘀点，舌下络脉粗暗，甚则唇甲青紫，舌质暗或有瘀斑，脉涩或结代。

（1）红花丹参炖猪心：红花 5 克，丹参 10 克，川芎 5 克。上三味，煎汤取汁加入猪心，隔水炖熟。饮汤食肉。

（2）万年青饮：新鲜万年青 40 克，红枣 10 枚。以上两味，水煎 1 小时。温服，代茶饮。

（四）马的药用

1. 马奶 马奶甘凉，善清胆胃之热，可用于咽喉口齿诸疾，并有补虚强身、润燥美肤、清热止渴的作用，含有蛋白质、脂肪、糖类、磷、钙、钾、钠、维生素 A、维生素 B_1、维生素 B_2、维生素 C、烟酸、肌醇等多种成分。马奶乳脂球小、不饱和脂肪酸含量高，易于人体消化吸收；维生素含量丰富，其中维生素 C 是牛奶的 5～10 倍，乳糖含量较高。马奶成分与人奶最接近，有较好的生物学价值。欧洲不少企业推出马奶制成的婴幼儿食品，用来改善牛奶过敏婴幼儿的体质。

酸马奶由马奶发酵制成，含有丰富的维生素、微量元素和多种氨基酸，实验及临床研究证明，酸马奶对高血压、冠心病、肺结核、慢性胃炎、肠炎、糖尿病等疾病的预防和治疗作用非常明显，尤其对伤后休克、胸闷、心前区疼痛疗效显著。

此外，由马奶发酵酿成的马奶酒，不但清凉可口，富有营养，还能起到滋脾养胃、除湿、利便、消肿等作用，对治疗肺病效果更佳。因此，欧洲把马奶酒饮疗法作为临床疗法之一。

2. 马肉 《本草纲目》中记载马肉："辛、苦，冷，有毒……主伤中，除热下气，长筋骨，强腰脊，壮健，强志轻身。"马肉含有丰富蛋白质、维生素及矿物质，研究证实，马肉具有恢复肝脏机能、防止贫血、促进血液循环等功效。马肉脂肪近似于植物油，含有的不饱和脂肪酸可溶解掉胆固醇，使其不能在血管壁上沉积，有预防动脉硬化的作用。马肉不宜与大米（粳米）、猪肉、生姜、苍耳同食。新疆哈萨克族的特色食物熏马肉，已成为一种知名旅游美食被开发推广。

3. 马宝 马宝是马胃中的结石，有镇惊，祛痰解毒之功能，主治癫狂、惊痫、肿毒等病症。

4. 马皮 马的表皮，是一种中药，有杀虫止痒的功效。《本草纲目》记载马皮："治妇人临产，赤马皮覆，催生，良。"精制马皮是制作皮椅面、皮箱面的上等材料，也可以制作皮带、皮包、皮鞋、皮夹克等。

5. 孕马尿 孕马尿即怀孕期间母马的尿液。从孕马尿中可提炼出结合雌激素，这种雌激素对围绝经期综合征、骨质疏松症和冠心病都有很好的防治作用。新疆某些地区的孕马养殖业，已成为提速农村经济、优化产业结构、促进农民增

生肖文化与养生趣话

收的产业。

6. **孕马血清** 孕马血清是重要的医药原料，含有丰富的蛋白质和生物活性物质，可用于细胞培养、抗体制备、药物研发、肿瘤治疗等方面。孕马血清中含有大量免疫球蛋白，可以增强机体的免疫功能，孕马血清还具有抗肿瘤活性、抗氧化的作用，可以促进肿瘤细胞的凋亡和细胞周期的调控。

7. **白马通** 白马通（白马屎），微温、无毒。《本草纲目》记载白马通："止渴，止吐血、下血、鼻衄、金疮出血、妇人崩中。绞汁服，治产后诸血气，伤寒时疾当吐下者。"

8. **马脂** 马脂是从马的脂肪组织中提取的油脂，可用于制造美肤品，对黑斑、雀斑、老年斑、皮肤瘢痕都有一定的治疗作用。

（五）马元素的中药和食疗

1. 马元素的中药

（1）马钱子：是马钱科植物马钱的干燥成熟种子，其味苦性温，有大毒，归肝、脾经，具有通络止痛、散结消肿的功效，临床上常用于跌打损伤、骨折肿痛、风湿顽痹、痈疽疮毒、咽喉肿痛的治疗。《医学衷中参西录》云："马钱子，其毒甚烈……开通经络，透达关节之力，实远胜于它药也。"马钱子在一些疾病的治疗中药效卓著，用之得当，可以起重病，疗沉疴，往往非他药所能替代。马钱子虽临床疗效显著，但由于其生品有大毒，临床极少使用。含马钱子的方剂主要用于三类疾病，分别是风湿痹痛、肢体瘫痪，跌打损伤、骨折，以及痈疽肿毒、顽癣等。从给药途径来看，治疗风湿痹痛、肢体瘫痪的方剂多为内服，治疗痈疽肿毒、顽癣的方剂多为外用，治疗疮疡病、跌打损伤、骨折的方剂内服外用皆可。麻油（香油）炮制可以一定程度上减少马钱子的毒性，因而方剂中多用麻油（香油）炮制马钱子。

（2）马鞭草：又名紫顶龙芽、铁马鞭、龙芽草等，始载于《名医别录》，被列为草木下品。古人称其节生紫花如马鞭节，故名马鞭草，药材为马鞭草科植物马鞭草的干燥地上部分，广泛分布于我国山东、浙江、福建、江西等地。本品味苦性凉，入肝、脾经，具有清热解毒、活血散瘀及利水消肿的功能，主治外感发热、湿热黄疸、水肿、痢疾、喉痹、淋病、经闭、癥瘕、痈肿等。《本草纲目》中记载马鞭草："破血通经，杀虫消肿。治癥瘕血瘕，下部蟨疮，久疟下痢，女子血气肚胀，月经不匀。"

（3）马勃：为灰包科真菌脱皮马勃、大马勃或紫色马勃的干燥子实体，广泛分布于世界各地。马勃体轻上浮，归肺经，有清肺利咽喉之功，善透肺热，肺热得解，故咽痛可除。马勃亦广泛用于各类血证，如肺热所致的咳血、齿衄、鼻衄等病症，常配合黄芩炭、仙鹤草、白茅、侧柏叶等同用。

（4）马齿苋：为马齿苋科植物马齿苋的干燥地上部分，别名五行草、长命菜。马齿菜别名的来历颇为有趣，古人认为马齿苋叶青、梗赤、花黄、根白、子黑，含有五行之义，所以称之为五行草。马齿苋具有顽强的生命力，把它放在烈日下晒几天，虽然叶已枯萎，一旦再将其植入地里，便会"死而复生"，故又有长命菜之称。《本草纲目》记载马齿苋："酸，寒。散血消肿，利肠滑胎，解毒通淋。止消渴，破疬癖，去白虫。"马齿苋味酸，性寒，归肝、大肠经，具有清热解毒、凉血止血、止痢之功效，用于热毒血痢、痈肿、湿疹、丹毒、蛇虫咬伤、便血、痔血和崩漏下血。现代研究表

生肖文化与养生趣话

明，马齿苋具有解毒、消炎、止痒、消肿、促进溃疡愈合、抑菌的作用。

（5）马尾连：为毛茛科植物多叶唐松草、贝加尔唐松草等的根茎及根，有清热燥湿、解毒的功效，治疗痢疾、肠炎、感冒、麻疹、痈肿疮疖等病症。

（6）马兰：为菊科植物马兰的干燥全草或根，味辛性凉，具有凉血止血、清热解毒、消肿散瘀之功，用于吐血、衄血、崩漏、创伤出血、黄疸、水肿、淋浊、咽痛喉痹、痔疮、痈肿、丹毒、小儿疳积等病症。

（7）马蓼：为蓼科植物桃叶蓼的全草，又名大蓼、墨记草，味辛苦，性温，归肺、脾、大肠经。《本草纲目》记载马蓼"辛，温，去肠中蛭虫"，马蓼具有发汗除湿、消食、杀虫之功，主要用于风寒感冒、风寒湿痹、伤食泄泻及肠道寄生虫病的治疗。

（8）海马：为海龙科动物线纹海马、刺海马、大海马、三斑海马或小海马（海蛆）的干燥体，味甘咸，性温，是名贵的强壮补益中药。海马药用历史悠久，梁代陶弘景《本草经集注》中已有记载，时称水马，"又有水马，生海中，是鱼虾类，状如马形"。海马体长5～30厘米，因头部像马而得名。海马生儿育女时，是由父亲充当产妇的。在生殖期，雄海马腹部充血，皮褶愈合形成一个"育儿囊"，雌海马将成熟的卵送入雄海马的育儿囊中，雄海马同时排精，使卵受精，受精卵就在育儿囊中孵化为小海马。当小海马成熟时，雄海马会像不倒翁似的前俯后仰，每后仰一次，育儿囊的孔就得以打开，一条条小海马从育儿囊口喷出来。俗语说"北方人参，南方海马"，海马的滋补作用可以与人参齐名，海马内服可用于阳痿、遗尿、肾虚作喘、癥瘕积聚、跌扑损伤；外用可治疗痈肿疮疖，但孕妇及阴虚火旺者须慎用。在中药材市场上，常用红线将同等大小的雌雄海马捆成一对，名为"对海马"。因此，民间传统中常习惯以"对海马"入药，认为这样治阳痿、不育等病症功效最佳。

现代科学发现，海马的主要成分中蛋白质含量高达70%，含有7种人体必需氨基酸、丰富的磷脂、大量的矿质元素和DHA（二十二碳六烯酸，是一种人体所必需的不饱和脂肪酸），有利于男性前列腺健康和精子活性。

2. 马元素的食疗

（1）马鞭草炖猪蹄：治疗经行腹痛，血块紫黑。马鞭草30克，黄酒30毫升，猪蹄2只。猪蹄洗净切块，马鞭草油炒，加入黄酒，炒片刻，起锅装入罐内，放入猪蹄并加水适量，小火炖至猪蹄烂熟。每天服用1次，月经来潮前，连服5次。

（2）马鞭草炖鸡蛋：治疗乳痈红肿热痛。新鲜马鞭草100克（或干品50克），鸡蛋2个。马鞭草煎煮半小时，放入带壳鸡蛋，加水适量煮至蛋熟。吃蛋喝汤。

（3）马勃炒苦瓜：具有清热解毒、明目利喉的功效。鲜马勃200克，苦瓜100克，胡椒3克，大葱15克，糖15克，醋12毫升，食盐、味精、色拉油各适量。鲜马勃切成薄片，苦瓜洗净，去核，切成片，炒锅内放色拉油烧至五成热，下胡椒、大葱、盐炸一下，速放苦瓜片、马勃片、糖、醋，炒至菜熟，下味精推匀，起锅即成。随意食用。

（4）马勃烧茄子：具有清热、解毒、和血止血的功效。干马勃60克，茄子150克，大蒜粒40克，葱白30克，食盐、鸡汤、味精、水豆粉、猪油各适量。干马勃洗净切块并用鸡汤泡软，茄子洗净去蒂切块，焯水后备用，葱白洗净切丁；净锅内放猪油烧热，下葱白、大蒜粒炸一下，加入鸡汤、马勃块、茄子块、食盐，烧至菜熟、汤汁适量时，放味

生肖文化与养生趣话

精、水豆粉收汁，起锅入盘即成。随意食用。

（5）蒜泥马齿苋：可用于慢性腹泻、长期大便夹黏液。鲜马齿苋500克，紫皮大蒜30克，黑芝麻15克，食盐、味精、麻油各适量。将黑芝麻淘洗干净，晒干后，入锅用微火炒熟，趁热研末备用，将紫皮大蒜去外包膜，洗净后剁成蒜泥备用，将鲜马齿苋洗净，在开水中焯熟，捞出切段，入碗内放入蒜泥，撒上黑芝麻末，加少许食盐、味精拌匀，淋上麻油即成。随意食用。

（6）清炒马齿苋：适用于心血管疾病、肾炎水肿、热毒泻痢、便血、痔疮出血等病症。马齿苋500克，大蒜30克，生姜10克，色拉油、食盐、香油各适量。将马齿苋洗净切成3厘米长条，入开水锅内焯水备用，大蒜、生姜切末，锅内放入色拉油，烧至七成热，下生姜、蒜末煸香，放入马齿苋，加食盐翻炒均匀，淋香油，出锅装盘即可。随意食用。

（7）马齿苋粥：具有清热利湿、解毒消肿之功。干马齿苋30克（鲜者50克），大米100克，白糖适量。干马齿苋洗净入锅，加适量清水，浸泡8分钟，煎水取汁，加大米煮粥；或将鲜马齿苋洗净，切细备用，大米煮粥，待粥熟时将马齿苋丝调入粥中，加白糖，煮熟即成。随意食用。

（8）马齿苋生化汤：具有活血祛瘀之功，可用于不完全流产。鲜马齿苋200克，当归30克，益母草15克，川芎15克，蒲黄10克，炮姜3克，甘草6克。以上七味，水煎服。温服，早晚分服。

（9）海马童子鸡：具有补精益气、温中壮阳之功，适用于体质虚弱、乏力怕冷者。童子鸡1只，海马15克，虾仁100克，料酒、食盐、味精、葱、姜各适量。童子鸡去毛及内脏，将鸡和海马放入蒸钵内，虾仁放在鸡周围，加葱、姜、料酒、食盐、味精，上笼蒸熟即可。吃鸡肉、虾仁，饮汤。

第八章

未羊趣话

一、羊文化

（一）解"羊"字

孔子曰："牛羊之字，以形举也。"在甲骨文中，"羊"字上面为弯曲的双角，下面为上翘的两个鼻孔，中间一竖为鼻尖，状如羊头。《说文解字》云："羊，祥也。"古文"羊"与"祥"是相通的，羊自古都是吉祥如意的象征。商周时期羊以吉祥物的形象而被人们所崇尚，以羊为装饰题材的青铜礼器很多。以羊为部首组成的字多为褒义，如美、善、祥等。

（二）羊特性

羊是哺乳纲偶蹄目羊亚科动物的统称，是一种温驯随和的食草动物，为六畜之一。羊在古人心中的形象是正直、美好的，代表着和平、善良、美好、知仁、知义、知礼等，古人把羊当作美好吉祥的象征。

人类驯养的羊大体分绵羊和山羊，虽都为羊，但是从动物分类上看其实不是同属动物，在习性上既有共同点，也有不同之处，共同之处主要有以下几种。①合群性强：羊具有很强的群居行为，很容易建立起群体结构。"群"字就是取"羊性好群"之意。在自然群体中，羊群的头羊多是年龄较大、子孙较多的母羊。②喜干厌湿：素有"水马旱牛羊""羊性喜干厌湿"之说，久居潮湿之地，羊易患寄生虫病和腐蹄病，甚至毛质降低，脱毛加重，养羊的牧地、圈舍和休息场应选择地势高的干燥区域。③食谱广：羊的颜面细长，嘴尖，唇薄齿利，下颚门齿向外有一定的倾斜度，故对采食地面小草、花蕾和灌木枝叶都很有利。④嗅觉灵敏：羊的嗅觉比视觉和听觉灵敏。羔羊出生后与母羊接触几分钟，母羊就能通过嗅觉鉴别出自己的羔羊。

绵羊和山羊有许多共同点，还有很多生物学和生理学差异。绵羊和山羊具有不同的染色体对数。绵羊有 27 对染色体，山羊有 30 对染色体。由于染色体数量不同，无法配对，导致两种羊彼此无法繁殖。山羊和绵羊叫声也不同，绵羊叫声低沉，山羊叫声清脆。从性情上讲，绵羊迟钝，山羊灵活。绵羊喜食非禾本科草、阔叶草和草本植物，山羊喜食灌木嫩枝叶，包括植物的叶、茎和嫩枝。大部分绵羊无角，仅少数有角，大部分山羊有角，仅少数无角。

（三）羊生肖

在中国民间传说中，羊和希腊神话中的普罗米修斯一样伟大，普罗米修斯因盗天火给人类而被宙斯惩罚，羊则因盗五谷种子而为人类献出生命。相传在远古洪荒时代，人间没有五谷，仅靠蔬菜和野草为生，导致人们严重的营养不良。一年秋天，神羊从天宫来到凡间，发现人类面黄肌瘦，精神不振，询问缘由才知道人类不知何为粮食，更不种粮食，善良的神羊决定带些粮种来给人们。当时只有天宫御田里才种有营养丰富的粮食，吝啬的玉帝不愿与人类共享美味的粮食，御田看管森严。神羊趁半夜守护御田的天兵熟睡后，偷偷溜进御田里摘下五谷，含在口中，趁天未亮又回到凡间。神羊把种子交给人类，并教授人类种植五谷的方法，然后悄悄回到天宫。人类播下五谷种子，当年就长出了庄稼。在收获时，人类见到五谷的穗，既似羊头，又像羊尾，收获的粮食又香又甜，收获的麻织成的衣裳又轻又暖，于是举行盛大的仪式感谢神羊的恩情。盛大的仪式惊动了玉帝，玉帝命人查看究竟，才知是神羊把五谷带到人间。他盛怒之下，命令天宫宰羊于人间，并要人们吃掉羊肉。第二年，在神羊行刑之处，先后长出了青草和羊羔，羊从此在人间传宗接代，以吃草为生，并把自己的肉、奶无私地贡献给人类。人类每年都举行祭祀，以纪念羊的舍身之恩。当玉帝要挑十二种动物为生肖时，人们一致推举羊作为生肖之一。尽管玉帝对羊盗谷之事耿耿于怀，但众意难拗，只好同意羊当上生肖。

（四）羊象征

羊在传统民俗文化中是吉祥如意的象征。"羊"与"阳"同音，"三阳开泰"一词在各种艺术作品中常表现为"三只大角羊聚于一处"的特定造型，如明宣宗朱瞻基和清乾隆皇帝都画过《三阳开泰图》。"三阳开泰"也是民间剪纸、陶瓷、年画的常用题材。

（五）"羊""午"姓氏

1. **羊姓氏** 羊姓氏是我国古老姓氏之一。《广韵》云："羊姓，出泰山，本自羊舌大夫之后。"羊姓非中国大姓，但历代也是名人辈出。东汉时期名臣羊续，镇压黄巾起义、平定赵慈叛乱，有"悬鱼太守"之称；羊献容，先后为晋惠帝司马衷和汉赵末代皇帝刘曜的皇后，是我国历史上唯一一位在两个不同朝代皆为皇后的女性；南北朝时期的书法家羊欣，沈约称其"善隶书，献之之后，可以独步"；东晋时期名士羊昙，江左十贤之一，其唱乐名列三绝之一。据文献记载，羊姓的得姓始祖是晋国大夫羊舌突。晋献公时，晋靖侯之子公子伯侨有个孙子名"突"，突被封于羊舌这个地方做大夫，故称为羊舌大夫。春秋后期，羊舌氏被其他晋卿攻灭，其子孙逃亡，改为羊氏，遂有羊姓。在二十四史中，就有40名羊姓之人的传记，正史中提及的羊姓人物多达130余人。

2.公羊姓氏 在宋版《百家姓》中排序为第420位，在复姓中排序为第12位。公羊姓一说源自姬姓；二说源自公孙羊孺，春秋时，鲁国有位才学出众的学者，叫作公孙羊孺，他的后代便取祖上名字中公羊二字为姓，称公羊氏。

3.未姓氏 未姓氏是我国稀有姓氏之一，《续通志·氏族略》据《乙巳占》注："汉末央，知天文。"可知，汉代即有未姓。唐吐蕃时有未氏，为古代藏族家族姓氏，又译作韦氏。

（六）羊民俗

1.叼羊活动 叼羊活动流行于维吾尔族、哈萨克族、蒙古族、塔吉克族等民族。叼羊一般在节庆或表演时进行，是一种对抗性强、争夺剧烈的运动。通常的流程是分队比赛，主持者把一只割去头的羊放在指定处，枪响后，甲乙两队共同向羊飞驰而去，先抢到羊的一队队员互相掩护，极力向终点奔驰，双方骑手们施展各种技巧，围追堵截，拼命抢夺，叼着羊先到达终点的为胜方。获胜者按照当地的习俗，将羊当场烤熟，请众骑手共享。叼羊活动是当地祈求幸福的重要民俗活动。

2. 送羊节　每年农历五月十三，在豫北、冀南一带有过送羊节的传统民俗。在这一天，外祖父或舅舅要给小外孙或小外甥送羊。据说，最早送的是活羊，后来改用面蒸的"面羊"。传说此民俗与沉香劈山救母的神话故事有关。沉香劈开华山救出生母后，要杀死虐待其母的舅舅杨二郎。杨二郎为重修兄妹之好，每年给沉香送一对活羊。从此，民间也便有了"送羊"的风俗。

3. 羊头敬客　羊头敬客是流行于新疆哈萨克族、柯尔克孜族的一种待客风俗。凡有宾客来访，当地居民都要宰羊招待。用餐前，主人先将煮好的羊头端给客人，并将羊脸朝向客人。按习俗规定，客人应先割羊脸两腮上的肉敬给在座长者，再割羊耳送给在座幼者，最后随意割下一片肉自用。仪式完毕后，客人将羊头盘还给主人，宴席才可开始。

二、羊故事

（一）五羊传说

五羊传说是流传于广东省广州市及其周边地区的民间文学。传说在古时，当时的广州遍地荒芜，人们辛劳终日，却难得温饱。一天，天空仙乐缭绕，有五位仙人身穿五彩衣，骑着口含谷穗的五只羊飞临此地，把谷穗留给了这里的人们，并祝愿这里年年五谷丰登永无饥荒，随后仙人驾云腾空而去，五羊化为石像。从此，广州便成了富饶之地，也因此得名"羊城""穗城"。"五羊石像"作为广州最著名的景点，位于越秀公园，由花岗石雕刻组砌而成，这座石像也是广州城市标志之一。

（二）羊羔跪乳

明代儿童启蒙书《增广贤文》云："羊有跪乳之恩，鸦有反哺之义。"意思是用羊羔跪地喝奶、小鸦反哺母鸦教育儿童感恩、孝敬父母。实际上，母羊站立哺乳、羔羊跪着喝奶是羊的物种特性。因母羊站立哺乳时乳头离地较近，羔羊只有双腿跪地，才能顺利吸到乳汁，某些品种的母羊腿太长乳头离地高，羔羊跪地吃奶反而困难，所以不会跪地喝奶。

（三）羊群哺育后稷

后稷是周族的始祖，也是农业生产技术的缔造者，被后人尊为农神。传说帝喾的元妃名叫姜嫄，她在外出时发现地面上有一个巨人足迹，好奇地踏上去，回来后就怀孕了。她的孩子生下来后，人们认为这个孩子是个"不祥之物"，要把他抛弃。姜嫄先后把这个孩子扔在小巷、森林和寒冰上。有羊群路过，不但不踩踏，反而来给他喂奶，还有飞鸟用翅膀给他遮风挡雨。姜嫄认为他是个神孩，于是抱回养育，给他起名叫"弃"。弃很聪明，从小就在农业上展现了惊人的天赋，经他手种植的农作物都能收获累累。长大后他教人因地制宜地种植百谷，传播农耕文化。可以说，后稷创建了源远流长的农耕文化。

（四）羚羊跪拜救子

传说藏北有一位老猎人，枪法甚准。有一天他瞅见草坡上站立着一只肥壮的藏羚羊，他立即举枪瞄准，但那只羚羊没有逃走，反而前行两步跪下来，两行长泪从它眼里流出来。老猎人心头一软，扣扳机的手也松了，但他想到，自己是个猎手，不能同情自己的猎物。他双眼一闭，扣动了扳机，枪声响起，藏羚羊栽倒在地，它倒地后仍是跪卧的姿势，留着两行清晰的泪迹。老猎人怀着忐忑不安的心情对那只藏羚羊开膛扒皮，腹腔打开后，他吃惊得叫出了声，手中的屠刀咣当一声掉在地上……原来在藏羚羊的肚子里，静静卧着一只小藏羚羊，它已经成形了。这时候，老猎人才明白为什么那只藏羚羊的身体肥肥壮壮，也明白了它为什么弯下笨重的身子向自己下跪，它是在求猎人留自己孩子一命呀！那天，他没有出猎，在山坡上挖了个坑，将藏羚羊连同它那没有出世的孩子掩埋了，同时埋掉的还有他的猎枪。

（五）羊车望幸

相传晋武帝嫔妃很多，后宫中的宫人将近一万人，每晚考虑要临幸哪个妃子都是个让他头疼的问题，因此他决定乘坐一辆用羊拉的小车，车走到哪里就在哪里就寝。宫人们知道羊生性好吃竹叶，又喜欢吃咸的东西，为了得到宠幸，有的用竹叶插在门上，有的用盐汁洒在地上，以此诱引羊车停留在自己的宫门前。后来这个成语比喻希望得到别人的重视或者宠爱。

（六）替罪羊

羊是中国古代祭祀中必不可少的祭品，世界各地都惯于用"替罪羊"一词比喻替他人承担罪过的人。中国有关替罪羊的故事来源于《孟子·梁惠王上》，其中记载："王坐

生肖文化与养生趣话

于堂上，有牵牛而过堂下者。王见之，曰：'牛何之？'对曰：'将以衅钟。'王曰：'舍之！吾不忍其觳觫，若无罪而就死地。'对曰：'然则废衅钟欤？'曰：'何可废也，以羊易之。'"齐宣王看到有人牵着牛准备杀牛取血，用牛的血涂在大钟上来祭祀。齐宣王知道后十分不忍，便命令他以羊替换牛来祭祀。从此以后，"替罪羊"作为一个悲剧色彩的词汇就流传开来。

三、羊用途

羊全身都是宝，不仅数量多，而且质优价高，是名副其实的金羊、金元宝。

（一）羊毛、羊绒

羊毛来自绵羊，羊绒来自山羊。世界上最好的羊毛来自澳大利亚，最好的羊绒来自我国内蒙古地区。羊毛可制成毛料、毛线、针织品等精纺品和粗纺品；羊绒纤细轻柔，属轻纺原料中的珍品，有"软黄金"之誉。羊毛中最珍贵的面料是马海毛，又称安哥拉山羊毛（土耳其语原意为"高贵的毛"），是从产于土耳其安那托利高原上的安哥拉山羊身上剪取的一种动物纤维。马海毛卷曲度小、光泽柔和、保暖耐用、回弹性和吸湿性极好，其编结的成衣透气性和保暖性均优于其他毛线衣，广受国内外消费者的青睐。

（二）羊皮

《本草纲目》中记载羊皮："补虚劳，治一切风，及脚中虚风。"羊皮食用有补虚、祛瘀、消肿之功，主治虚劳羸弱、肺脾气虚、跌打肿伤。羊皮制成的皮制品具有轻薄、柔韧、细腻、光泽好、弹性强、不易松面等优点，适于制作各种女式鞋面、提包、皮夹、旅行箱、手套等。

（三）羊粪、羊尿

羊粪、羊尿不仅肥效高，还有防治病虫害的功效，可以用作农林田地的肥料，绿色环保。

（四）羊尾油

羊尾油来源于羊的尾部脂肪，较其他羊油肥厚，富含多种功能性脂肪酸。羊尾油可以作为中药炮制辅料起到增强药效的作用，也能治疗某些疾病，具有降低血糖和血脂、抗炎作用。

（五）羊生物制品

羊骨可以提炼多肽钙，是很多骨质疏松防治药物和补钙制剂的主要材料之一；羊血可以提炼血红素，合理补充血红素可以提升血液质量、增加红细胞数量、促进血液循环；羊脑可以提炼脑活素，脑活素能促进伤口愈合，具有良好的止血和防腐效果；羊内脏可以提炼肝活素、颌下腺素、胰腺素等，是很多特效药品及保健品的主要材料之一；羊胎盘可以提炼羊胎素，羊胎素中含有丰富的营养小分子（如氨基酸、维生素、微量元素、矿物质等），极易被人体吸收，具有美容抗衰老的奇效。

四、羊危害

虽然羊对人类有众多贡献，但也有伤人之处，需要我们合理预防。

（一）防羊肉伤身

羊肉具有温补作用，最宜在冬天食用。但羊肉性热，常吃容易上火，民间称之为"发物"。患有慢性病、体质偏热，或患有痰火证、肝火证、痔疮、牙龈出血者，均不宜多食。食用羊肉，需要搭配凉性和甘平性的蔬菜，如冬瓜、白菜、莲藕、萝卜等，特别是羊肉与萝卜搭配，能充分发挥萝卜消积滞、化痰热的作用。吃羊肉时还宜搭配豆腐，豆腐中含有的少量石膏能起到清热泻火、除烦止渴的作用。

羊肉属于常见食物，但要注意它在食物搭配中有一定的禁忌。①不宜与醋同食。羊肉性热，功能是益气补虚，而醋中含蛋白质、糖、维生素、醋酸及多种有机酸，性温，宜与寒性食物搭配，与热性的羊肉不适宜。②不宜与南瓜同食。羊肉与南瓜同食易导致腹胀、便秘。③吃完羊肉后不能立即饮茶。羊肉中含有丰富的蛋白质，而茶叶中含有较多的鞣酸，两者同食会产生一种叫鞣酸蛋白质的物质，容易引发便秘。④急慢性传染性肝炎、脂肪肝、肝硬化患者忌吃羊肉。羊肉甘温大热，含有较高的蛋白质和脂肪，蛋白质和脂肪大量摄入后，肝病患者不能完全代谢，导致肝脏负担加重，造成病情加重。

（二）防羊病感染

羊引发的人畜共患病主要有三种。①炭疽。炭疽的病原体是炭疽杆菌，其芽孢可以抵御很强的紫外线和高温，在适合的环境下，芽孢会重新开始活动，变成有感染能力的炭疽杆菌。人类感染的途径是接触此类病死畜，误食含有此病原的肉、奶等。②布鲁氏菌病。民间称之为"羊瘟病"，羊、牛、猪是人类布鲁氏菌病的主要传染源，在我国以羊感染人的病例居多，传染途径包括体表黏膜、消化道、呼吸道侵入，其症状主要有发热、多汗、关节肌肉疼痛、乏力等，治疗后多遗有关节病变和肌腱萎缩而活动受阻。③沙门氏菌病。人类感染沙门氏菌病主要是因接触了感染动物和动物性食品，临床常见腹泻、高热等症状，与常规伤寒病有很多共同点，故又名"副伤寒"，可以通过检查粪便中的细菌种类、含量来确定病症。

五、未羊养生

（一）未时养生

羊在十二生肖中居第八位，十二地支配属"未"，故一天十二时辰中的未时又称"羊时"，即13：00～15：00，这个时候是小肠当令，是保养小肠的最佳时段。

《黄帝内经》云："小肠者，受盛之官，化物出焉。"食物经胃腐熟后，下行进入小肠，经小肠再次消化吸收，分化出精气与糟粕。中医学认为心合小肠，心与小肠是一对在功能上相互关联的器官。心火常移热于小肠，导致小肠津液耗伤，分清泌浊功能紊乱，容易引起尿少、尿频、尿血等病症，小肠之热邪亦可上炎于心，引起心烦、舌赤、口舌生疮等病症。未时正是午饭时间，此时不宜进食辛辣、香燥煎炸之物，否则易火伤心与小肠，引起心火、小肠火的相关病症。午饭后宜适当休息，保持安宁的情绪心态，可以降低血压和心率，预防心血管疾病。

（二）效羊养生功

山羊跪膝：双膝跪于软垫上，挺胸收腹，以耐受为度，在软垫上缓慢跪走 10 分钟。

功效：跪着走一走有引血下行的作用，在饭后或者睡前锻炼为佳。

（三）小肠的食疗

1. 小肠湿热　症见心烦，小便赤涩疼痛（尿频、尿急、尿痛，甚至出现血尿），脐腹胀痛，舌质红，舌苔黄，脉滑数。西瓜翠衣绿豆汤：西瓜皮 200 克，赤小豆 30 克，冬瓜皮 100 克，绿豆 100 克，冰糖适量。西瓜皮、冬瓜皮洗净切块，赤小豆、绿豆泡水发开，将以上食材加冰糖放入砂锅，加适量清水，大火煮沸后改为小火煮 30～40 分钟，滤渣取汁。温服，以代茶饮。

2. 小肠虚寒　症见小腹疼痛喜按，得热则减，头晕，时欲呕吐，饮食不思，大便溏泄，小便清长，舌淡胖嫩，脉沉细而虚。椒姜羊骨汤：羊骨 500 克，肉豆蔻 5 克，川椒 5 克，干姜 15 克，桂枝 10 克。羊骨洗净，与川椒、干姜、桂枝同煲汤 1 小时，加肉豆蔻，继续煲 10 分钟即可。饮汤，佐餐食用。

（四）羊的药用和食疗

1. 羊的药用

（1）羚羊角：味咸性寒，归肝、心经，具有平肝息风、清肝明目、散血解毒的功能，临床广泛用于治疗肝风内动抽搐、肝阳上亢眩晕、肝火上炎目赤、血热出血、发斑、疮痈肿毒等疾病，疗效显著。现代研究证实羚羊角具有抗炎、解热镇痛、抗惊厥作用及理想的降压作用，治疗高热病症尤为显效。《中国药典》收载的"贝羚胶囊""牛黄降压丸""石斛夜光丸"等许多成方制剂均以羚羊角为主药，用于高热惊厥、子痫抽搐、癫痫发狂等病症。

（2）山羊角：又名青羊角，为牛科山羚属动物青羊和山羊的角，味咸、性寒，归心、肝经，无毒，具有清热、镇静、散瘀止痛等功效，主治头疼、发热、产后腹痛、小儿惊痫。《医林纂要》记载山羊角"功用近羚羊角"，且山羊角的化学成分和现代药理作用与羚羊角相似，故山羊角是羚羊角的理想替代品。临床观察发现，在治疗传染病发热及脑出血方面，羚羊角粉与山羊角浓缩片无明显差异。

（3）羊肉：味甘、性热，有益气补虚，温中暖下之功，适用于虚劳羸瘦、腰膝酸软、产后虚冷、腹痛、寒疝、中虚反胃者。名医李东垣认为羊肉"能补血之虚，有形之物也，能补有形肌肉之气"，孙思邈在《千金要方》中指出羊肉"主暖中止痛，利产妇"。羊肉含丰富的蛋白质、脂肪、磷、钙、铁、维生素 B_1、维生素 B_2 等，其所含的铁质、钙质均高于猪肉、牛肉，故对气管炎、肺结核、支气管哮喘、贫血、产后气血亏虚、体虚畏寒、腹部冷痛、营养不良、阳痿、腰膝酸软等病症大有好处。

（4）羊奶：在国际营养学界被称为"奶中之王"，现代研究发现，羊奶中的蛋白质、矿物质，尤其是钙、磷的含量比牛奶略高；维生素 A、维生素 B 含量也高于牛奶。羊奶适宜患有胃肠疾病、支气管炎症或身体虚弱的人群及婴儿饮用。

（5）羊肝：具有补肝明目的功效，适用于肝虚目暗、雀

162

目、视物不清、虚羸等病症。羊肝中的铁、维生素 A 含量丰富，食用有助于补血，还可防止夜盲症和视力减退。

（6）羊血：味咸、甘，性温，具有活血散瘀、续筋接骨、止痛之功，对跌打损伤、筋骨疼痛、吐血、衄血、便血、尿血、痈肿、月经不调、产后血瘀等均有疗效。

（7）羊肾：又称羊腰子，味甘，性温，具有生精益血、壮阳补肾的功效，适宜肾虚阳痿者食用。

（8）羊鞭：即羊睾丸，具有补肾壮阳、滋阴益精、抗疲劳等功效。羊鞭内含高质量蛋白质，丰富的胶原蛋白，以及锌、铁、钙等营养物质，可增强机体免疫力，具有抗疲劳、强壮身体的作用。

2. 羊的食疗

（1）羊角粥：具有平肝息风、清肝明目的功效。羊角10 克，大米 150 克。将羊角洗净，放入锅中，加清水适量，浸泡 10 分钟，水煮 30 分钟，加大米煮为稀粥即成。温服，每日 1 剂，连续服用 3 天。

（2）当归龙桂羊肉汤：具有补脾益肾的功效，适宜肾阳不足者服用。当归、龙眼肉各 15 克，肉桂、小茴香各 5 克，益智仁、山楂各 6 克，羊肉 500 克，葱花、食盐各适量。先把羊肉洗净，汆两次，开水下羊肉，将当归、龙眼肉、益智仁、山楂放入锅中，水开后小火炖 20 分钟，开盖撇走汤表面的羊油，加入肉桂、小茴香、葱花、食盐，煮开后，再煮3 分钟即可。食肉饮汤。

（3）当归生姜羊肉汤：具有温中补血、驱寒强身的功效。当归 15 克，生姜 25 克，羊肉 1 千克，葱花、料酒、食盐各适量。羊肉洗净切块焯水，加入当归、生姜，配葱花、料酒、食盐，熬 1 小时，羊肉煮烂即可。食肉饮汤。

（4）羊肉粳米粥：具有补气血、温肾阳的功效，适用于体虚怕冷、腰酸腿软、肾虚阳痿、遗精早泄、月经不调、血虚经痛者。羊肉 200 克，粳米 100 克，生姜 5 片。以上三味煮粥，肉熟即可。食肉饮汤。

（5）羊肉猪脚汤：具有温补气血之功，适用于产后无乳、少乳者。羊肉 300 克，猪脚 1 只，葱花、食盐、花椒、味精、香油各适量。羊肉、猪脚同煮 1 小时，加入适量葱花、食盐、花椒、味精、香油，肉熟即可。食肉饮汤，日食 2 次，连食 1 周。

（6）参芪羊肉汤：具有补气生血之功，适用于气血虚弱、营养不良、贫血、低热多汗、手足发冷者。羊肉 500 克，黄芪、党参各 30 克，生姜 20 克，当归 20 克。以上五味同煮，肉熟即可。食肉饮汤。

（7）羊肉山药粥：具有温补脾阳之功，适用于食欲不振、大便稀溏、腰酸尿频、体弱畏寒者。羊肉 200 克，山药 100 克，糯米 100 克。羊肉洗净、切块、煮熟，加山药、糯米煮成粥。温服，早晚各服 1 次。

（8）暖胃羊肉片：具有温胃散寒之功，适用于脾肾虚寒而致的消化不良、腹部隐痛、腰膝冷痛等病症。羊肉 800 克，生姜 15 克，肉桂 5 克，白豆蔻 5 克，茴香 5 克，食盐适量。羊肉、生姜、肉桂、白豆蔻、茴香同煮，小火炖 1 小时，加食盐调味即可。羊肉切片食用。

（9）羊肝枸杞粥：具有养肝明目之功，肝血不足所致的视物不清、夜盲者可用。粳米 100 克，羊肝 50 克，枸杞子 20 克，姜丝 6 克，食盐适量。粳米加水煲粥，粥成加入羊肝、枸杞子、姜丝、食盐，再煮 15 分钟即可。佐餐食用。

（五）羊元素的中药和食疗

1. 羊元素的中药

（1）羊角草：为玄参科植物狭叶母草的全草，有清热利湿、解毒消肿的功效，常用于治疗黄疸、痢疾、急性胃肠炎、急性喉炎、扁桃体炎、跌打损伤等病症。

（2）羊耳菊：为菊科植物羊耳菊的根及全草，又名山白芷、白牛胆和大力王等，其味辛、微苦，性温，具有祛风散寒、行气利湿、解毒消肿的功效，主治风寒感冒、咳嗽、风湿痹痛、水肿、女性白带、湿疹等病症。

（3）淫羊藿：又名仙灵脾，味辛甘，性温，归肝、肾经，有补肾壮阳、祛风湿、强筋骨的功效，适用于肾虚阳痿、腰膝酸软、风湿痹痛、手足麻木、神经衰弱、月经不调、慢性支气管炎、围绝经期综合征等病症。《神农本草经》记载淫羊藿有"主阴痿绝伤，茎中痛，利小便，益气力，强志"的功效，《日华子本草》则称淫羊藿"治一切冷风劳气，补腰膝，强心力，丈夫绝阳不起，女子绝阴无子"。中医学认为，肾阳不足则易导致性功能减退、阳痿早泄、遗精、腰膝酸软无力，因淫羊藿具有显著的壮阳功效，有中药"伟哥"之称。

2. 羊元素的食疗

（1）淫羊藿乌鸡汤：具有补肾壮阳之功，适用于肾阳不足、腰膝酸软、乏力、形寒怕冷、阳痿早泄、尿频、便溏等病症。人参3克，淫羊藿15克，乌鸡1只。以上三味，放砂锅内炖熟。食肉饮汤，每日早晚各1次。

（2）淫羊藿合欢酒：具有补气血、温肾阳、安神定志之功，适用于晚间失眠、日间疲乏无力、健忘头晕、畏寒肢冷、腰膝酸软等病症。人参 10 克，合欢花 30 克，熟地黄 30 克，淫羊藿 50 克，白酒 1 升。人参、合欢花、熟地黄、淫羊藿放入白酒中，密封，浸泡 15 日后即可。饮酒，早晚各 1 次，每次 10～20 毫升。

（3）归蓉羊藿酒：具有温阳补肾、养血通便之功，适用于肾虚排便困难、四肢不温、腹中冷痛、腰膝酸软等病症。肉苁蓉 20 克，淫羊藿 20 克，熟地黄 30 克，冰糖 100 克，白酒 1 升。肉苁蓉、淫羊藿、熟地黄、冰糖放入白酒中，密封，浸泡 7 天后即可。饮酒，每日 2 次，每次 10～20 毫升。

第九章
申猴趣话

一、猴文化

（一）解"猴"字

"猴"，《说文解字》云："夒也。从犬矦（侯）声。"《白虎通》记载："猴，侯也，见人设食伏机，则凭高四望，善于候者也。"古人猎猴时，在地上埋伏机关，内放食物引诱，而猴生性聪明，知道有诈，就在树上或高处候望，待人离去才去取食，于是人们就叫它"侯"，因其是兽类，又加上了"犭"旁。

（二）猴特性

全世界已发现的猴种类有 200 余种，古籍中猴子的别称有禺、果然、独、狨、沐猴、猢狲、玃、狖、山魈、马留、马化、赤口等。

1873 年，瑞典分类学家林奈把人和猴一起归为灵长目。灵长目指智力发达、面部短、锁骨发育良好、四肢都有五趾的高等哺乳动物。全球现存的灵长类动物超过 500 种（包括亚种），生物分类学家将他们归入到了灵长目共计16个科的79个属中。广义上讲，灵长目中除我们以外，都可以叫作"猴子"。猴子的社会结构主要有三种形式：①独来独往，如一些低等的猿猴类及红毛猩猩。②以一雄一雌和它们的后代所组成的家庭来生活，如长臂猿。③集群活动，其他的大多数猴子的社群性很强，它们喜欢集群活动，群体数量少则几十只，多则上百只。当然，没有规矩，不成方圆，集体生活的猴群中也有着和人类社会相仿的规章及等级制度。

（三）猴生肖

猴能成为生肖，第一种说法是与黄帝的活动有关。上古时期，黄帝为了便于管理天下，命史官仓颉造字，令负责天文地理的巫官制定干支历法，即将天干与地支相配合，六十年一轮回。但天干地支不好记，于是黄帝采纳以十二种动物为名的建议，猴便进入了地支之一的替代名中，后成为生肖，命名为"申"。

第二种说法是猴能成为十二生肖，是老虎周旋的结果。老虎当了兽王后，与猴子成了好朋友，有时老虎不在，猴子便代行虎王之令，故有俗语"山中无老虎，猴子称霸王"。有一天老虎不幸落到猎人的陷阱里，被猴子救了，老虎为了感谢猴子的救命之恩，承诺今后可以满足猴子的一个愿望。后来天宫要选属相，猴子便找老虎帮忙。老虎很讲义气，亲自替猴子说情，它和玉帝讲，猴子聪敏机敏，自己不在的时候都是猴子帮忙管理百兽。猴子由于老虎帮忙，入选了属相，位于羊之后。

（四）猴象征

猴身轻、灵活、敏捷。人们常用来形容一个人精明，

"精得像个猴"。

　　猴在中国传统文化中一直都是吉祥、显贵、驱邪纳福的象征。侯是古代爵位，《礼记》云："王者之禄爵，公、侯、伯、子、男，凡五等。"古人希望升官封侯，"猴"与"侯"谐音，因此，"猴"便成了象征升迁的吉祥物。古人在年画中，画猴子骑马，寓意"马上封侯"；画猴子在枫树边挂印，寓意"封侯挂印"；画一只猴子骑在另一只猴子身上，寓意"辈辈封侯"；画九只猴子攀爬松树，寓意"延年益寿""富贵永久"。民间剪纸中也常见"猴桃瑞寿"的图案，一只猴子蹲在桃树上，两只手臂弯伸在耳朵两侧，宛似一对蝙蝠（"蝠"与"福"同音），其寓意为"福寿双全"。

　　据郭沫若先生考证，神话人物帝喾为动物神祇猴，可以推断猴曾被当作原始图腾。他还进一步认为，猴最初可能是殷人的图腾，因为殷人认为自己部族的"高祖"是猴。四川成都流传着一则神话，人类始祖伏羲和女娲最初也是猴子，不同点是他们身上没长毛，会用树叶遮羞，可直立行走，用双手比画交流，于是盘古将他们从猴群中挑出来，让他们成亲并繁衍人类。在河南淮阳，每年农历二月二到三月三的人祖伏羲朝拜庙会上，会大量出售一种叫"人祖猴"的猴面人身泥偶，有抱膝猴、穿衣猴等种类，据学者考证，这也是古代猴图腾的遗俗。

　　《本草纲目》云："马厩畜母猴，辟马瘟疫。"古时中国西南高原上的行商在长途贩运时，常携一猴同行，因为猴对骡马的疾病很敏感，常能帮人发现病马，以防瘟疫扩散。住店前要让猴子先嗅一遍骡马，无疫情再行安置。于是，民间也有猴能避马瘟之说。《西游记》中玉皇大帝封孙悟空为"弼马温"，令其掌管天马，应该说是"专业对口"。猴子是防止瘟疫的吉祥物有据可查，北魏贾思勰的《齐民要术》云："常系猕猴于马坊，令马不畏，辟恶，消百病也。"

（五）"猴""申"姓氏

1. **猴姓氏** 在目前中国已知的两万多个姓氏中，猴姓是较罕见的，人口也非常少。但现今仍有少量猴姓存在。

2. **侯姓氏** "猴"本同"侯"。相传侯姓出自黄帝时的史官仓颉，据《春秋元命苞》曰："仓帝史皇氏，名颉，姓侯冈。""冈"的本义是指较低而平的山脊；"侯"是指古时用布或兽皮制成的箭靶。侯冈是位于一块低平山脊上的靶场的名称，可能仓颉就居住在这个靶场的附近，所以古人称呼他为"住在靶场那个地方的人"，于是仓颉的后代便简称侯姓。《陈书》记载始兴郡（今粤北地区）人侯安都"世为郡著姓"，今粤北地区仍为侯姓集中区。至于华北的侯氏，主要有华夏、鲜卑两个来源，一为夏后氏的后裔有的被封于侯，子孙以地为氏，称为侯氏；二为鲜卑族复姓所改。

3. **袁姓氏** 中国姓氏的分布具有强烈的地域性。经考证，中国现代姓氏主要来源于周代中原地区的古国分封。分封在河南东南部汝颖流域的古国姓氏，如周、胡、袁、蒋、傅、陈、徐、朱、潘、丁、郑等，在南北朝时期扩展到长江流域，再逐步扩散到东南沿海地区，成为现代中国东南姓氏的主要来源。袁姓出自陈国，江西袁河流域多袁姓，袁姓从江西中部向湖北、湖南、四川扩展。东汉末年有同曹操争霸的袁绍和袁术；唐代有宰相袁智弘；明代有"公安三袁"文学家袁宏道、袁宗道、袁中道；清代有著名的诗人袁枚。

4. **胡姓氏和孙姓氏** 晋代傅玄在《猿猴赋》中描述猴子"又类胡儿……或抵掌而胡舞"，汉代王延寿称猴子为"王孙"，"胡"和"孙"便与猴结了缘。"胡"姓者，宋代有资政殿学士胡诠；明代有文学家胡应麟；现代有著名学者胡适。"孙"姓者，春秋战国时期有著名军事家孙武、孙膑；唐代有医学家孙思邈。

5. **禺姓氏** 《说文解字》记载禺字为"母猴属"。"禺"姓是当今罕见姓氏，其人口多分布在湖北一带。

6. **犹姓氏** "犹"本指一种猿类动物，犹生性机警，一旦发现风吹草动，就立刻爬到树上观察敌情。"犹豫""犹疑"等词皆由此而来。犹姓是罕见姓氏，散见于中国西南、西北地区。

7. **独姓氏** 在中国古籍中，"独"也是猴子的别称之一。"独"姓属于以部落名称汉化的罕见姓氏，人数不多，但南北皆有。

8. **申姓氏** 周宣王时期，申伯在南阳唐河县境内建立的诸侯国，史称南申。后楚国伐申，申国并没有灭亡，而是于公元前688年左右迁都于今信阳平昌关，谓东申，直到公元前585年左右东申亡于楚。南申与东申灭亡后，申人或以申为姓，这是"申"姓来源的主流说法。

（六）猴民俗

猴在中国民俗文化中几乎无处不在，是最大众化的"万能之神"。

1. **护娃猴** 山西、陕西、内蒙古等地的农家炕头上，常有一个用青石雕刻的小石猴，用来拴六七个月刚会爬行的幼儿。母亲将一根红绳系在石猴腿部的圆孔上，另一头拦腰拴住幼儿。据传说，护娃猴能保佑幼儿平安、身体健康。

2. **护航猴** 三门峡一带，一些古老的渡口码头上，船靠岸系绳的木桩上都雕有一只神采奕奕的猴子，猴子端坐在木桩顶端，似在东张西望。当地船工认为孙猴子（孙悟空）水性好，能潜入东海大闹龙宫，敬它可保人船平安。

3. 抱桃猴　自然界的猴子天性喜食桃子，《西游记》中也有孙猴子偷吃王母蟠桃的故事。传说蟠桃每三百年结一次果，食之可长生不老，故名"仙桃"，蟠桃在民间有长寿和驱邪之意，猴子献桃的图案常用作祝寿。

4. 猴王庙　随着吴承恩《西游记》的传播，明清时期多地建有猴王庙，供奉的神灵就是那个大闹天宫、搅得玉皇大帝也不得安生的齐天大圣孙悟空。老百姓认为，连玉皇大帝提起孙悟空也怯惧三分，求孙悟空到天上要两三场雨还不是小事一桩？

5. 猴节　猴节是贵州省荔波、独山一带布依族的传统节日，每年农历二月初二这一天进行。这一天，人们带着"香藤粑"涌上山顶唱歌玩耍，孩子们会比赛爬山、爬树，妇女们晒种、选种，男人们检修农具，因为猴节一过就要下地忙农活了，所以猴节又称"动土的日子"。

6. 猴鼓舞　猴鼓舞又称打猴鼓舞，是流传于平塘县卡蒲、河中、者密、甲青、吉古等毛南族聚居地区用于丧事活动的舞蹈，发源于贵州省平塘县卡蒲毛南族乡甲坝村甲翁组，流传至今已有六百多年的历史。猴鼓舞反映巫术礼仪、丧葬驱魔、敬奉精灵等内容，每当有亲人去世，人们便敲起铜鼓，伴着鼓点，轮流跳起猴鼓舞来悼念。

7. 请猴　鲁南某些地区有个独特的春节风俗——"请猴"。每逢春节前后，百姓们常开展"请猴"活动。所谓"请猴"是指把神话传说中的"神猴"当作神灵象征，人们渴望它降临人间斩妖除魔、驱邪扶正。

二、猴故事

（一）抓猴炒股

股市流行这样一个有趣的故事。某天，一个陌生人来到一个常有猴子出没的村庄中，他自称收猴人，以每只10元的价格向村民收购猴子。因此，村民们开始大肆捕捉猴子，收猴人以10元的单价收购了几千只猴子。当猴子的数量减少的时候，村民们停止了捕捉，此时，收猴人将每只猴子的价格提高到20元，村民们又重新投入到捕捉的行动中。不久，猴子的数量更少了，村民们再次停止捕猴，开始恢复他们的耕作。收猴人把每只猴子的收购价提高到25元，但猴子已经寥寥无几，村民们寻找了一整天也很难抓到猴子。后来，收猴人把收购价提高到50元，不过，他说自己必须回一趟城里，收购猴子的事将由他的助手代劳。收猴人回城之后，助手指着被老板收购到的几千只猴子对村民们说："我们来做一笔交易，我以每只猴子35元的价钱卖给你们，等收猴人从城里回来，你再以每只50元的价钱卖给他。"村民们拿出自己的积蓄买下所有的猴子，但从此再也没有看见收猴人和他助手的身影。

据说，学会了买猴子的道理，就可以去炒股票了。

（二）老猴顽固

日本的研究人员来到某个岛屿考察猴子的生活，他们担心猴子会挨饿，便专门种下番薯供它们食用。很快，猴子发现把番薯从地下刨出后，用手拍落上面的泥土就可以吃了。几天后，有只猴子不小心将番薯掉进溪水里，发现溪水可以洗净番薯上的积泥。它把这个新发现告诉给群猴，之后有约85%的猴子学会了吃番薯前用溪水洗净，但有约15%的老猴坚持用手来拍泥土。又过了一段时间，小溪干涸了，再也没法洗番薯。在茫然中，又有一只聪明猴子发现用海水也可以洗干净番薯，便把这个办法告诉了给其他猴子，很快，那85%的猴子又都开始用海水洗番薯吃。故事到此，研究人员认为，一个人在小范围内做正确事情的时候，他的行为可以影响到身边的人。事实上，还有15%的猴子依然保留着用手拍泥土的习惯，于是，教育界总以"有些猴子拒绝改变"为素材，进行话题作文训练。虽然猴群发生的行为无法直接套用到人类社会，结论也不能简单地应用到人类社会，但不可否认的是，社会中总有一部分顽固的人拒绝新观念、不愿改变。或许我们无法引导别人去改变，亦无法驱使别人去改变，但至少可以保持敏思好学的习惯，不断成长，适应时代的发展。

（三）灵猴坚持

有人捉住了两只猴子，打算把它们训练成会表演、能带来收益的猴子。他准备了许多桃子，训练它们翻跟头，按跟头个数给猴子桃子吃。其中一只猴子由于翻得勤，吃到了不少桃子，另一只就算用鞭子打也不愿意翻。训练了一段时间后，翻得好的那只猴子，桃子吃得多，就膘肥体壮，皮毛放光；那只宁可饿着也不翻跟头的猴子，看起来皮包骨头，无精打采，被那人生气地赶走了。那只不翻跟头的猴子在野外就精神了起来，欢乐地爬树觅食，而那只会翻跟头的猴子则让主人牵着走街串巷地翻跟头。这个故事说明，人要有主

生肖文化与养生趣话

见，不能随波逐流，敢于坚持，才能达到最终的目标。

（四）猴子进取

曾经有这样一个实验，把 6 只猴子分别关在 3 个房间，每间 2 只猴子，房间里放着一定数量的食物，第一个房间的食物放在地上，第二个房间的食物分别从易到难挂在不同高度的位置上，第三个房间的食物悬挂在房顶。数日后，第一个房间的猴子一死一伤，伤的那只已经奄奄一息；第三个房间的猴子全死了；第二个房间的两只猴子都活得好好的。第一个房间的两只猴子为了争夺唾手可得的食物而大动干戈，结果一死一伤。第三个房间的猴子因食物太高，够不着，只能放弃而被活活饿死。第二个房间的两只猴子，随着悬挂物高度的增加，难度增大，它们在希望中相互协作而不断取得食物，故而得以存活。这个实验在一定程度上说明了人才与岗位的关系。岗位的难度要适当，工作也要循序渐进，人才间相互协作才能共渡难关。

（五）艺猴报警

据说在西双版纳发生过一个关于猴子报警的事件。某天，两位民间艺人在西双版纳的一条街道上表演耍猴节目，三个当地的青年走来热情地邀请艺人到他们的寨子里演出，艺人爽快地答应了。当晚，三个青年邀请两位艺人吃饭，有意将艺人灌醉并凶残地杀害了，并将他们的财物洗劫一空。艺人的猴子在一旁吓得吱吱乱叫，歹徒想到了猴子，准备将这些猴子也杀掉，他们扑向猴子时，猴子夺门而逃，躲在了不远的树上。深夜，歹徒们偷偷地将两位艺人埋进深山老林，这一切都被猴子看在眼里。天亮之后，这只聪明而又忠

诚的猴子跑到公路中央，紧跟着一辆军用吉普叫喊。车的主
人下来后，见这只猴子满面泪痕，并不断地用爪指向南方，
他心中惊奇，便跟着猴子来到了树林。到了树林，猴子拼命
地在一块地上刨土，两个爪子已经血肉模糊，车主见状，满
心狐疑，就把猴子带到了当地公安局。公安人员听闻后，立
即带着这只猴子返回树林，在猴子刨土的地方挖出了两具尸
体。公安人员想方设法从猴子的身上寻找凶手的下落，聪明
的猴子明白了公安人员的意思，把爪指向山脚下的一个村
寨。当晚，公安人员在寨子召开群众大会，在会上突然将猴
子带进来，猴子扫视了一眼人群，毫不犹豫地冲到一个青年
面前撕扯不放，另外两名歹徒想逃跑被当场抓住。三个歹徒
万万没有料到这只猴子能引来公安人员，在罪证面前，他们
不得不老实供认了合伙谋财害命的事实。

（六）黑猴救人

在重庆一个密林深处，发生过一个关于猴子的感人故事。
有个村民在林中采药，遇到一只手臂受伤的小黑猴。他抱起
黑猴回家为它治疗，包扎完黑猴的伤口后，村民用绳子拴住
它，让它在屋里疗伤。一周后，村民解开绳子，已经痊愈的
黑猴却不愿离开，它开始主动帮村民干活，到村民的地里赶
跑偷吃庄稼的野猪、黄猴和刺猬。过了一个月后，黑猴悄悄
离开了村民家。又过了几个月，在一个暴雨的深夜，一阵猛
烈的拍门声伴着惨烈的喊叫声把村民从睡梦中吵醒。他跑出
门看，正是乖巧的黑猴！它一反常态，焦急地大叫，用手指
着后面的山岭。他转身看去，原来山上发生了泥石流，泥水
夹杂着大小石头不断滚落。黑猴伸出长臂，拼命拉着他快走。
他明白后，飞奔回屋，把妻子孩子叫醒，并想办法通知全村

的人。等村民们转移到安全地带，村庄已经被泥石流淹没了。

（七）猴捉虱子

在动物园里，游人经常会看到一只猴子主动替另一只猴子捉虱子。这种行为，学名叫"理毛行为"，理毛行为是猴子常见的社会活动。对于猴子的理毛行为，科学家们有两种观点。一种观点认为，理毛行为具有卫生功能，猴子相互理毛的目的是清除身体表面和毛发中的盐粒、虱子等皮肤寄生物，被理毛的猴子身体会变得干净，理毛的猴子也可以从中获益，因为清理出来的盐粒和虱子可以作为食物补充猴子身体中所缺的元素。另一种观点认为，理毛行为属于猴子的一种社交行为，是猴子间表示友好的行为。

（八）猴目短浅

据说有一个关于动物心理的猴子实验。在一个高玻璃瓶里放两粒花生米，从玻璃瓶外面可以清楚地看见瓶底的花生米。将这个玻璃瓶递给猴子，猴子接过瓶子，乱摇乱晃，偶然可以摇出花生米来取食。科学家又放进两粒花生米，试图教猴子将瓶子倒转，倒转后花生米可以立刻出来。但是猴子总不理会他的指教，每次就是乱摇，很费力气。猴子为何不能学会将瓶子倒转呢？科学家认为，因为猴子两眼看见花生米，便只有食欲，不能平心静气地观察人的动作。这个实验说明，人之所以是高级动物，猴子不是，就是因为人具有控制欲望的能力，可以静心体察事理，从事理中寻出解决问题的办法。

三、猴用途

猴子聪明灵敏，如果训猴有方，除了能使猴耍杂技和做多种动作，还能让猴子练就一些为人所用的特殊本领。

（一）服侍残人

经过特殊训练的长尾猴可以帮助行动不便的残疾人做一些家务，如丢垃圾、取电话甚至是使用微波炉。更重要的是，这种经过严格训练的居家猴子还可帮助瘫痪患者排解孤独。总部在美国波士顿的一家叫"援助之手"的援助组织训练学校，专门训练猴子作为瘫痪患者的生活帮手。在训练中心里，猴子们练习包括取东西、丢垃圾、播放音乐、开冰箱门等能力。猴子们训练两年之后，将被送到寄养家庭，等它们适应居家生活了，便会将它们分配给残疾人，帮助残疾人更好地生活。

（二）摘椰能手

泰国有个"猴子"学校，专门训练猴子上树摘椰子。该校训练出来的猴子，一天可摘 500 颗椰子。据了解，猴子 6 个月时"入学"最佳，在这个学校的第一课就是教猴子后肢直立，以便猴子能够空出"手"来工作。此外，训练时只准猴子摘咖啡色或黄色的椰子，当猴子养成习惯后就不会摘青涩的椰子了。

摘椰猴性情温顺，但偶尔也会"罢工"。有一天，当主人命令一群受过训练的摘椰猴采摘椰子时，它们竟然集体罢工。事情发生后，管理人员承认，猴子罢工是有原因的，它们每天的报酬——香蕉被错误地减少了。经过"谈判"，双

生肖文化与养生趣话

方达成了"协议",管理人员给"罢工"的猴子补偿了被扣减的香蕉后,它们才愉快地复工。罢工事件虽然结束了,但是科学家们困惑于猴子为何会采取这样的集体行动,又是如何传递罢工思想的?这个"劳资纠纷"事件成了很多科学家的研究课题。

(三)采集茶叶

传说,福建的大红袍,在古时是献给皇帝的贡茶,野生的大红袍生长在武夷山的陡崖峭壁上,它的质地优异,但是人们要上去采茶有如登天一样困难,常常只能望茶兴叹。后来,聪明的山民以野果为诱饵,训练猴子去攀岩采茶,所以那时的大红袍又叫"猴采茶"。

(四)餐馆服务

智利圣地亚哥有一家猴子餐馆,除了厨师和收款员,服务员都是训练有素的猴子。猴子们服务热情,身穿西装,会将顾客的衣帽挂进存衣室,然后捧着菜单请顾客点菜,接着,会有猴子仪态庄重地给顾客端上饮料与饭菜。这种新奇的猴子服务广受消费者的青睐。

(五)担当导游

印度有一所专门训练猴子当导游的机构。猴子受训期满,经过考试及格后可以拿到毕业证书。这个机构培养好的所有猴子都会到旅游公司或旅行社担任导游工作。游客只要拍拍肚皮,猴子导游就会带游客去餐馆;若游客迷失方向不能返回住宿地,只要给猴子导游一个信号,它就会带你走出森林。不过,此时游客得给"导游"付小费,否则可能会遇到麻烦。

（六）试验动物

猕猴，尤其是恒河猴和非洲青猴经常用于医学实验。猴和人类一样同属灵长动物，在组织结构、免疫、生理和代谢等方面与人类高度近似，与人类的遗传物质有 75%～98.5% 的同源性，其应用价值远超过其他种属的动物。科学家们通过研究猴的各种行为和生理特征来获得人类需要的一些疾病模型，从而帮助人类治疗疾病。医学规定只有在包括灵长类等以上动物的身上实验证明没有危害，才能进行对人的临床试验。正是因为这些原因，猕猴成了科学家研究新药的新宠。

（七）太空探索

部分国家会把猴子用于太空探索，猴子代替人类上天，就是为了在未来载人航天任务中提供实验基础，之所以选择猴子作为实验对象，是因为它和人类非常接近。世界上第一只进入太空的灵长类动物就是一只恒河猴，叫作"阿尔伯特2号"，由美军的 V-2 火箭发射升空。

四、猴危害

猴子是灵长类动物，人类的传染病猴子几乎都有感染的可能。当病毒跨物种传播的时候，由于新的宿主缺乏由长期进化而产生的抵抗机制，因此原来普通的病毒可以变得致命。研究表明，当今人类新发传染病 78% 与野生动物有关。反之，人类身上普通的病毒对其他灵长类动物来说也可能是致命的。在非洲刚果，若城市里流感暴发，几天后动物园内的猩猩必然病倒，每年都有几只猩猩因此病死。所以，养猴对人和猴来说都存在着致命的威胁，必须谨慎提防如下三种病毒。

生肖文化与养生趣话

（一）猴 B 病毒

猕猴身上有一种对人杀伤力极强的病毒——猴 B 病毒。这种病毒为猕猴特有，通过直接接触和交换身体分泌物水平传播，轻则损伤神经系统，重则死亡，若不能得到及时治疗，致死率高达 70% ～ 80%。而这种病毒对猕猴来说影响轻微，甚至很多猴子是无症状携带者。

（二）埃博拉与马尔堡病毒

世界卫生组织专家曾在非洲国家流行病学会专家讨论会上告诫，食用猴肉易染上埃博拉等致命病毒，作为同属"丝状病毒科"家族的马尔堡病毒，它的发现比埃博拉病毒更早。在 1967 年秋，西德马尔堡、法兰克福和南斯拉夫贝尔格莱德的几所医学实验室的工作人员中暴发了一种严重出血热，有 31 人发病，其中 7 人死亡，这些患者大都接触过一批从乌干达运来的非洲绿猴。科学家们对患者的血液和组织细胞进行了培养，分离出一种全新的病毒，并根据发病地点，将这种病毒命名为马尔堡病毒。之后，在南非、肯尼亚、津巴布韦也相继出现马尔堡病毒感染的病例。

（三）艾滋病病毒

人类免疫缺陷病毒又称艾滋病病毒，有些科学家在黑猩猩的血液中找到了类似艾滋病病毒的一种病毒，所以推测艾滋病病毒本来是在黑猩猩体内繁殖的。西方调查报告称，在非洲国家喀麦隆市场上出售的猴子和类人猿肉中，有很多带有与人类艾滋病病毒相似的猴免疫缺陷病毒，这意味着食用野生灵长动物可能有染上艾滋病的危险。

五、申猴养生

（一）申时养生

猴在十二生肖中排行第九，与十二地支配属"申"。为什么把猴与申相对应呢？民间有不同的说法：其一，猴善伸屈攀登，有伸展之意；其二，申时日头偏西，气候清爽，猴群常于此时下山觅食，故申时又称"哺时"；其三，"申"在甲骨文中被刻画为两个母猴相对而立的样子。

十二时辰中的申时指 15：00 ～ 17：00，这一时段膀胱当令。保持膀胱经的通畅很重要，因为膀胱能够贮藏水液和津液，将水液排出体外，津液循环在体内。膀胱有热则易致水肿、发热，很多人的低烧也有可能是膀胱出现了问题。

申时人体温较热，阴虚的人最为突出，适当的活动有助于体内的津液循环，另外，茶叶具有利尿作用，此时喝滋阴泻火的茶也有好处。

（二）效猴养生功

猴王抓耳：面对墙壁站立，用双手或单手沿墙壁缓缓向上爬摸，使上肢尽量上举，再缓缓退回原处，反复进行。或者以一侧手指越过头顶摸对侧耳朵，两手交替进行，每天反复 20 次以上。

功效：预防肩周炎，锻炼上肢灵活性。

（三）膀胱的食疗

1. **膀胱湿热**　主治前列腺肥大属膀胱湿热者，症见小便频数，量少短赤灼热，舌红苔薄黄，脉数。田螺益母汤：田

生肖文化与养生趣话

螺 250 克，鲜嫩益母草 120 克，车前草 30 克，杏仁 10 克。将田螺洗干净，去尾尖，益母草、车前草洗净，切碎，将田螺、益母草、车前草与杏仁一起加水煎汤 1 小时。饮汤，食田螺肉。

2. 膀胱湿热兼带下量多 症见带下量多色黄，阴痒，小便黄少，尿频尿痛，舌红苔薄黄，脉数。鱼腥草拌莴笋：鲜鱼腥草 100 克，莴笋 300 克，食盐、酱油、味精、香油、醋、姜末、蒜末各适量。将鱼腥草洗净，用沸水略焯后捞出，撒少许食盐腌渍，将莴笋去叶、皮，再切成细丝，撒少许盐腌渍沥水，再将鱼腥草、莴笋丝置于盘内，加适量酱油、味精、香油、醋、姜末、蒜末拌匀即成。随意服用。

（四）猴的药用

本书仅从文献收集角度记载猴的药用价值。现如今，从动物保护的角度，当代中医药学家正在积极寻找、研究猴类药材的其他替代品。

1. 猴骨 猴骨别名猕猴骨、申骨、黄猴，以灵长目猴科猕猴的骨骼酥炙或打碎入药。猴骨味酸，性平，具有除风祛湿、镇惊、截疟的功效，主治风寒湿痹、四肢麻木、小儿惊痫及疟疾发热等病症。

2. 猴枣 猴枣别名猴子枣、羊肠枣，猴丹，申枣，来源为猴科动物猕猴等的肠胃结石，具有消痰镇惊、清热解毒的功能，可治疗痰热喘嗽、小儿惊痫、瘰疬痰核。

（五）猴元素的中药和食疗

1. 猴元素的中药

（1）猕猴桃：味甘、酸，性寒，具有解热、止渴、通淋的作用。猕猴桃又名藤梨、木子、山洋桃，内含蛋白水解酶，能助肉类消化，阻止蛋白质凝固，它还含有纤维素和果胶，有促进肠道蠕动的作用。研究发现，猕猴桃可作为汞的解毒剂，使血汞下降，改善肝功能。药理研究显示，猕猴桃的鲜果及果汁制品，可防止致癌物质亚硝胺在人体内的生成，还可降低血胆固醇及甘油三酯水平。常吃猕猴桃及其制品，对高血压、高脂血症、冠心病等疾病有预防和辅助治疗作用。

（2）猴姜：即骨碎补，别名石碎补、牛飞龙、爬岩姜、岩连姜，味苦，性温，归肾、肝经。猴姜具有补肾强骨、续伤止痛的功能，临床多用于肾虚腰痛、耳鸣耳聋、牙齿松动、跌扑闪挫、筋骨折伤等病症，猴姜外用还可治斑秃、白癜风。

（3）猴闵子：别名仙茅果，为柿科植物福州柿的果实，分布于福建省，多生于山边阴湿处，味苦，性温，具有益肾健脾的功能，主治肾虚脾弱、疲倦乏力。

2. 猴元素的食疗

（1）猕猴桃生食方：具有滋补强身、清热生津、解毒抗癌的功效，适用于鼻咽癌、肺癌、乳腺癌及化疗不良反应等病症。猕猴桃鲜果6枚。将猕猴桃鲜果浸泡于温开水中，反复洗净，剥开猕猴桃外皮即可食用。每日3次，每次吃2个。

（2）猕猴桃鱼片：具有养阴补虚、生津止渴的功效，适用于鼻咽癌、肺癌及慢性气管炎、慢性胃炎、贫血、精神萎靡等病症。猕猴桃400克，鱼肉250克，鲜笋、火腿各30克，鸡蛋清30毫升，白糖、食盐、黄酒、湿淀粉、精制植物油、鲜汤各适量。将猕猴桃、鱼肉洗净，去皮切片，放入碗里，加鸡蛋清、食盐、黄酒抓匀；鲜笋、火腿洗净后切成比鱼片还小的片；炒锅放精制植物油烧热，放入鱼片，划散，倒入猕猴桃片，捞出沥干，原锅留底油上火，放入笋片，火腿片炒几下，加鲜汤、白糖、猕猴桃片、鱼片，翻几下，用湿淀粉勾芡，淋上熟油即成。佐餐食用。

（3）蜜饯猕猴桃：具有滋补强身、防癌的功效，适用于鼻咽癌、乳腺癌、肺癌及慢性胃炎、慢性肝炎等病症。猕猴桃400克，蜂蜜80毫升。将猕猴桃洗净，去皮，切成丁，放入锅中，加适量水，小火煮至八成熟时，加入蜂蜜，再煮至熟透，收汁，待冷，装瓶即成。当点心食用，量随意。

（4）猕猴桃羹：具有清暑解热、补血强身的功效，适用于鼻咽癌、肺癌、胃癌、食管癌、大肠癌、乳腺癌、宫颈癌、子宫癌及中暑、贫血等病症。猕猴桃150克，白糖20克，湿淀粉适量。将猕猴桃洗净，去皮，包入纱布内挤汁，锅加水，加糖，水烧开后，放入猕猴桃汁煮至沸腾，用湿淀粉勾芡，出锅晾凉即成。每天两次，早晚分食。

（5）猕猴桃薏米粥：具有健脾调中、益气补虚的功效。猕猴桃1个，薏苡仁100克，冰糖适量。猕猴桃去皮，切丁，放在盘里备用，把薏苡仁淘洗干净，倒进盛有开水的砂锅里，用大火煮40分钟，放入适量冰糖，冰糖化了之后再把猕猴桃丁倒进去，搅拌均匀即可。随意食用。

第十章

酉鸡趣话

一、鸡文化

（一）解"鸡"字

"鸡"字的繁体字有"雞"和"鷄"两种写法。"雞"的由来有一个传说，据说是因为奚仲把当地的佳鸟训养成了家禽，当人们为家禽命名时，就用"奚"做声旁，用"佳"做形旁，组成"雞"。《说文解字》解释鸡："知时畜也。从佳奚声。""知时畜"说明鸡对天亮敏感，具有按时报时的生物特性，这里特指可以啼晨的公鸡。

而"鷄"字则是一个形声兼会意字，左边的"奚"表示用绳子系住或套住，右边的"鸟"表示鸡属于鸟类。"鸡"字由"鸟"和"奚"组成，表示它是一个被人用绳子系住驯养的"鸟"。

1956年1月31日《人民日报》正式公布《汉字简化方案》，从此简体"鸡"取代了繁体"雞"和"鷄"。简体字"鸡"把左边的"奚"换成了"又"，而此"又"与"又"字本身的意义无关，是一种简化符号，既不表意，也不是声符。鸡为何叫鸡呢？可能因小鸡一直叽叽地叫，也可能因鸡不停地吃，总是很饥饿的状态。

在今天的社会文化中，鸡生肖的形象大多为驯养的家鸡。生肖鸡的核心民俗内涵，大都和鸡的习性与外形相关，即羽毛艳丽、公鸡打鸣、母鸡育雏等。鸡、孔雀、雉等雉科动物是百鸟之王——凤的主要原型，民间也常把鸡唤作"凤"。公鸡打鸣是古代标记时间的重要方式，因此，古有闻鸡起舞、鸡犬相闻、鸡鸣戒旦等成语。《周礼》中记载供奉鸡牲的人同时也报时、守夜，被称为"鸡人"。王安石有诗云："宫楼唱罢鸡人远，门阙朝归虎士闲。"

"鸡"字与"吉"字谐音，因此鸡也是民间文化中的吉祥鸟。正月初一为鸡日（吉日），民间有在室内或门上"贴画鸡"的风俗，寓意吉祥入室。画鸡图案取义"大吉有余""大吉大利"。

研究人员进行 DNA 取样分析后得出结论：现代鸡的主要祖先是红色丛林禽类的一个亚种，其主要分布在中国西南部。中国有悠久的养鸡史，鸡文化源远流长，内涵丰富多彩。从地图上看，当今中国的版图就像一只跃然纸上的大公鸡，昂首挺胸、形神兼具，屹立于世界东方。

（二）鸡特性

鸡属于鸟类中的陆禽，鸡的平均体温为 41.5℃，高于其他家畜。鸟类无独立的尿道，消化、泌尿、生殖三个系统共用一个通道，叫泄殖腔。泄殖腔分为三部分，前部叫粪道，中部叫泄殖道，后部叫肛门道。鸡虽有肾，但没有膀胱，输尿管通到泄殖腔，尿中水分较少，鸡尿呈白色浓糊状，随粪排出，鸡的粪便上面常见一层白色覆盖物，就是尿酸盐。鸡没有牙齿，因为鸟类在适应飞行生活时牙齿退化了，所以它要经常吃一些小石子，帮助胃研磨食物，以助消化。鸡的消化道较短，长度仅是体长的6倍（牛为20倍，猪为14倍），以致鸡的食物通过消化道很快，消化吸收不完全。

鸟类在繁殖后代时，绝大多数会结成恩爱夫妻，比如天鹅、燕子等，都遵循着严格的一夫一妻制，常被看作比翼双飞的象征，而鸡则是一夫多妻制。在散养的鸡群里公鸡争斗遍体鳞伤、一地鸡毛的现象很常见。对此，集约化饲养的鸡，肉鸡在公鸡性成熟前（40～50天）屠宰，蛋用鸡通过早期雌雄鉴别（出壳12小时内）把公鸡淘汰掉。很多小贩兜售的就是这种养鸡场淘汰的小公鸡，未经过免疫处理，买回家后很容易出现腹泻等疾病。

生物学家认为，鸡的一夫多妻制是合乎自然规律的，因为在大自然中，其他鸟类生存环境恶劣，特别是晚成鸟，刚孵出的雏鸟还不能睁眼，没有毛，需要双亲共同哺育很长时间才能独立生活。鸡属于早成鸟，小鸡一出壳不但眼睛睁得大大的，而且毛发具备，能够站立及自行觅食养活自己。所以，一只母鸡足以带一群小鸡，没有必要双亲共同抚养。

（三）鸡生肖

传说玉帝在册封生肖时，认为鸡的贡献不大，所以一开始是没有鸡的。鸡听闻这样的消息十分沮丧。这一天，鸡在马的开导下，打算以实际行动为人类做贡献，看是否有机会被玉帝册封为生肖。打那以后，天刚刚亮，鸡就早早起床，放开嗓子唱歌，催促人们从睡梦中醒来，赶紧下地干活。久而久之，人们对鸡十分感激。后来，鸡飞上天宫，在玉帝面前诉说自己的贡献。玉帝听后十分感动，摘下一朵身边的红花戴在鸡的头上，以示安慰和嘉奖。四大天王看到了鸡头上的"御前红花"，就破格让鸡参与生肖席位的竞争。到了排生肖座次的那一天，鸡与狗同时起床，相伴而行。快到天宫时，鸡怕狗占先，便连飞带跑地抢到狗的前面，待狗醒过神儿来抬头看，鸡早已坐在生肖的第十把交椅上了！无奈，狗只好坐在鸡的席位之后。

（四）鸡象征

1. 鸡鸣报时 公鸡大脑与小脑之间的松果腺体能分泌出对光线敏感的褪黑激素，太阳升起的时候，公鸡体内的褪黑素就会随之减少，光照刺激鸡醒来啼鸣报晓。这是鸡鸣报时的科学原理，古人对这种现象赋予了很多美好的寓意。《易纬·通卦验》云："鸡，阳鸟也，以为人候四时，使得以翘首结带正衣裳也。"古人把鸡视为"报时鸟"。"鸡鸣"在古典诗歌中并不少见，如《劝学诗》："三更灯火五更鸡，正是男儿读书时。"《孔雀东南飞》："鸡鸣入机织，夜夜不得息。"古代计时为十二时段制，这十二个时段分别对应十二地支，从子时到亥时一周期的计时专名分别为夜半、鸡鸣、平旦、日出、食时、隅中、日中、日昳、晡时、日入、黄昏、人定。农历正月初一为鸡日；初二为狗日；初三为羊日；初四为猪日；初五为牛日；初六为马日；初七为人日。鸡被安排在初一，也与鸡主呼旦、迎新春有直接关系。古代祭祀天地时除用"三牲"外也可用鸡，足见鸡的社会文化地位。

2. 神凤俗鸡 古人认为鸡是上天降临人间的吉祥物，"神化"为凤凰，"俗化"为鸡。《禽经》云："鸟之属，三百六十，凤为之长。"《埤雅》也说："凤，神鸟也，俗呼鸟王。"《诗经》中记载,凤凰中的雄鸟为凤,雌鸟为凰,是中国古人对多种鸟禽模糊集合产生的神物。"凤凰"在形成过程中采纳了鸡、孔雀、鸳鸯、天鹅、仙鹤等的形象素材。野鸡是凤凰的重要取材对象之一。野鸡又称"雉",有环颈雉、孔雀雉、长尾雉等多种类型。雉羽衣华丽,黑、白、红、褐、黄各色间呈,鸣声清脆。长尾雉的尾羽长达一米以上,舒展漂亮,神似"凤凰尾"。古人记载,凤凰与鸡一样也善鸣,所谓"凤凰鸣矣,于彼高岗""百兽率舞,凤凰司晨鸣",汉代有"凤凰鸣高岗,有翼不好飞"的诗句。凤凰不但具有鸡的"善鸣"特性,还具有鸡"有翼不好飞"的特征。

在中医药文化中,常用"凤"代替"鸡"进行美化。有一味名为"凤凰衣"的中药材,实则为家鸡蛋壳内的干燥卵膜,功效是润肺、开音、止咳。妇科中成药"乌鸡白凤丸",里面的主要成分就是白丝毛乌骨鸡。在中华传统菜肴中,大凡以"凤凰"为名的,一般都是鸡。如"白云凤爪"即鸡爪。民间俗语"鸡窝里飞出金凤凰""落地的凤凰不如鸡"等,说明凤凰和鸡二者既相近、相关,而又有着地位、形象上的区别。

3. 鸡的美德 鸡在古代被称为"德禽",《韩诗外传》中归纳了鸡的"文武勇仁信"五德,原文:"头戴冠者,文也;足傅距者,武也;敌在前敢斗者,勇也;见食相呼者,仁也;守夜不失时者,信也。"这是来源于人们对鸡的形态、习性等特征所产生的联想,进而赋予其一种文化伴随意义。将人的德行投影到鸡身上,也反映了古人对鸡这一动物形象的尊崇与喜爱。其一,首戴冠者,文也。公鸡高耸火红的鸡冠,极为壮观漂亮。"冠"与"官"谐音,象征升官和获取

生肖文化与养生趣话

功名的能力。其二，足傅距者，武也。距是脚后面突出的似足趾之物，令鸡有趾高气扬之状。其三，敌在前敢斗者，勇也。鸡很爱惜自己的孩子，若是突遇危险情况或其他动物威胁，母鸡会立即把小鸡护在翅膀底下，高声尖叫。公鸡也会羽毛倒竖，鸣叫迎战。其四，见食相呼者，仁也。公鸡找到虫子后，会欢快地扑腾翅膀，"咯咯咯"地呼唤母鸡前来享用。母鸡则常常叼着食物送到小鸡跟前，"咕咕咕"呼唤鸡崽吃食。鸡家族成员之间的相互爱护，在动物中堪称楷模。其五，守夜不失时者，信也。公鸡司晨，守夜有时，鸡这种守时报时的美德，常常被人们赞誉。

（五）"鸡""酉"姓氏

1. 鸡姓氏　鸡姓是岭南地区的罕见姓氏，曾是唐代佛山最为兴旺的姓氏。据《中国姓氏大全》等资料记载，鸡姓是佛山土著四大姓"鸡、田、布、老"之一，在上海、台湾、云南也有分布。据统计，鸡姓人士目前主要分布在广西东兴市，在江平镇的那漏村、横隘村、思勒村及东兴镇较多。

2. 酉姓氏　据古籍记载，黄帝有二十五子，中有酉姓，被认为是酉姓的起源。酉姓在现代为稀有姓氏，散见于河北的酉屯，湖南的石门、道县，贵州的遵义，重庆的酉阳等地。

（六）鸡民俗

1. 报喜鸡　在山东、河南、河北的部分地区，男方到女方家迎亲时，要送女方家一对公鸡、母鸡，寓意婚后"夫唱妇随，白头到老"。河南西部及陕西凤翔一带，新婚夫妇头胎为男孩时，新女婿要怀揣大公鸡赶往老丈人家报喜。中原部分地区有"送喜花"的习俗，姑娘出嫁，亲友们要剪"金鸡套金钱"的喜花祝贺。金鸡象征男子，铜钱则象征女性，寓意男欢女爱，阴阳结合，早得贵子。

2. 结盟鸡 古人立会结社或结拜兄弟时，常"歃血为盟"，举行隆重的结拜仪式。春秋战国时期风行结盟，结拜时要杀公鸡，将鸡血滴入酒杯内，共饮"鸡血酒"，其寓意是患难与共、肝胆相照，以达逢凶化"吉"之目的。

3. 婚姻鸡 山东、福建、浙江沿海一带的渔村，曾有公鸡代替新郎成亲的古俗。渔家婆媳妇订日子后，如果新郎外出捕鱼尚未归来，为了不耽误良时吉日，男方家人便挑一只强壮的公鸡代替新郎与新娘举行成婚仪式。山东一些地区至今还有"抱鸡"的婚俗。娶亲时，女方家选一男孩抱只鸡，随花轿出发，因鸡与"吉"谐音，抱鸡以图吉利。

4. 戴帽鸡 云南一带的彝族女性有佩戴鸡冠帽的习俗，这种美丽的帽子要先用硬布制成鸡冠形状，然后用五彩丝线精心绣制吉祥纹饰，最后用银饰镶嵌，显得富丽堂皇。

5. 信使鸡 古代驿站，凡传递特急信件者，要在信件背后插上三根鸡毛，谓之"鸡毛信"，相当于现代的特快专递。驿站见此信后必用快马昼夜不停地奔往目的地。

6. 祈福鸡 立春这一天，山西北部及山东一些地区有佩戴"迎春公鸡"的习俗，妇女们用碎布缝制成佩饰物"春鸡"挂在孩子身上。"春鸡"形同菱角，一角尖端缀花椒仁为鸡眼，另一角缝几根花布条为鸡尾，"春鸡"钉在孩子的左衣袖上，寓意是"驱邪纳吉"。一般在正月十六家长会带孩子到庙会将布鸡扔掉，未种牛痘的孩子所佩的"春鸡"要衔一串黄豆，几岁串几粒，称作"鸡吃痘"。端午节这一天，浙江某些地区有佩鸡心袋的习俗，亦称"端午袋"，人们用

生肖文化与养生趣话

红布制成小袋子，形似鸡心，内装茶叶、米和雄黄粉，挂在小儿胸前，以驱邪祈福。"鸡心"和"记性"是谐音，民间认为小孩挂了鸡心袋，读书记性好，将来有出息。河南灵宝一带，为祈盼儿女健康成长，家宅兴旺，人们会在端午节剪一对昂首挺胸的大公鸡，大公鸡嘴里叼着蝎子，爪子踩着蜈蚣等毒虫。人们将公鸡剪纸贴在家门上，并用黄表纸写上："五月里五端阳，吃粽糕啊饮雄黄，金鸡贴在房门上，害人毒虫全死光。"

二、鸡故事

（一）母鸡护小鸡

农妇养的一只老母鸡孵了10只小鸡，老母鸡每天领着小鸡外出觅食，小鸡完全具备独立觅食能力后仍不离开老母鸡。一个早晨，老母鸡照例带着小鸡出门，中午下了暴雨，但很快又雨过天晴，可却迟迟不见母鸡、小鸡回笼。到了傍晚，农妇见鸡还没有回笼，赶忙出去找，后来在小水洼里找到了，只见老母鸡伏在水里，紧缩着翅膀，10只小鸡窝在母鸡翅膀下，全都淹死了。农妇心痛地对子女们说："你们都不要学这些小鸡，我也不做老母鸡这样的妈妈！"子女们牢牢记住母亲的话，早早当家，外出创业，并用母鸡小鸡的故事教导子女。

（二）鸡蛋的归属

某单位工作餐中有一个鸡蛋，张三不喜欢吃鸡蛋，每次都把鸡蛋给李四。刚开始李四很感谢，久而久之便习以为常。直到有一天，张三将鸡蛋给了王五，李四很不高兴，忘记了这个鸡蛋本来就是张三的，张三想给谁是他的自由。为此，两人大吵一架，从此绝交。这则故事告诉我们，很多时候不是别人改变了，而是我们的要求变多了，习惯了得到，便忘记了感恩。

（三）达·芬奇画蛋

达·芬奇从小就热爱画画，父亲把他送到欧洲的艺术中心——佛罗伦萨，拜著名的画家和雕塑家费罗基俄为师。费罗基俄老师非常严格，他让达·芬奇只画鸡蛋。让他横着画，竖着画，正面画，反面画。达·芬奇画了一天就厌倦了，但是老师给他的任务却是每天都反复画蛋。达·芬奇疑惑地问老师："画蛋有什么用处呢？"费罗基俄回答说："要做一个伟大的画家，就要有扎实的基本功。画蛋就是锻炼你的基本功啊。你看，一千个蛋中没有两个蛋是相同的。同一个蛋，从不同的角度看形态也不一样。通过画蛋，你就能提高观察能力，锻炼手眼的协调能力，发现每个蛋之间的微小差别，画其他的东西就可以得心应手。"达·芬奇认为很有道理，从此更加认真地学习画蛋，努力将各种绘画技巧融于其中。一连数年，达·芬奇坚持着这项基本功训练，他对线条的运用达到了极致境界，终于成了伟大的艺术家。

（四）哥伦布立蛋

哥伦布是世界著名的航海家，1492年他发现了美洲大陆，从此闻名世界，但也因此遭到西班牙上流社会的妒忌。一次，哥伦布应邀参加西班牙一个贵族宴会，宴会上，有一个贵族对哥伦布说："谁都能穿过海洋航行，谁都能有所发现。这是世界上最简单的事了，没有什么了不起的，不值得

生肖文化与养生趣话

在这里夸夸其谈。"哥伦布从碟子里拿起一个煮熟的鸡蛋,对那群人说:"先生们,你们当中谁能把这个鸡蛋竖直立起来?"那伙人都上前试验,结果谁也不能把鸡蛋立起来,他们认为这是不可能的事。这时哥伦布拿起鸡蛋,看了一眼这伙傲慢无礼的人,只见他把鸡蛋的一头轻轻一磕,鸡蛋皮被磕破了,鸡蛋便直立在桌子上了。哥伦布对他们说:"先生们,还有比这更简单的事情吗?"那伙自以为是的人个个哑口无言。

(五)爱迪生孵鸡

爱迪生是著名的发明家、企业家,他一生中有白炽灯、电报机、留声机、电影机等一千多项发明,被誉为"发明大王"。爱迪生小的时候是非常好奇的孩子,他身体瘦弱,文静话少,但爱思考,对身边的一切事都充满好奇心。爱迪生5岁时,爸爸要带他出门,可四处都找不见他,最后发现他在鸡窝里蹲着。爸爸奇怪地问:"爱迪生,你在这儿干什么呢?"爱迪生认真地回答:"爸爸,我在孵小鸡呀!"爸爸又好气又好笑地拉他起来,说:"傻孩子,你是孵不出小鸡的,快出来吧!"爱迪生立刻皱起眉头,不解地问:"昨天明明看见母鸡卧在鸡蛋上孵出了小鸡,为什么我就不行呢?"正是这种爱思考、对任何事物都饱含好奇的宝贵品质成就了未来的"发明大王"。

(六)乾隆天价蛋

据传说,乾隆皇帝某日问他的大臣:"你天不亮就赶着上朝,在家里吃过早饭了吗?"大臣回答吃过了,皇上又问他吃了什么,大臣回答说:"臣家里穷,每天早餐也就吃四个鸡蛋。"乾隆皇帝大吃一惊："一个鸡蛋十两银子，四个就是四十两，我都不敢随便吃，你一顿早餐就吃四个，还敢说自己穷？"这个大臣心知肚明，此事是太监们虚报了价格，以图中饱私囊，但如果说实话便会得罪太监，只好随机应变说："外面市面上卖的鸡蛋都是破了壳的，是不能给皇上吃的，所以很便宜，一个只要几文钱就能买到。"天价鸡蛋的故事反映了中国古代封建帝王专制社会"上下相愚"的现象。

（七）用鸡毛换糖

鸡毛换糖是指在物资匮缺的年代，浙江义乌一带的农民每年利用农闲季节，肩挑糖担，手摇拨浪鼓，用本地盛产的红糖熬制成糖粒或生姜糖粒，去外地走街串巷，换取用来种田施肥的禽毛兽骨以养家糊口的一种行业。有学者认为，义乌小商品市场的形成与拥有几百年历史的"鸡毛换糖"这一独特地方特色生产方式有关。

（八）驴粪与鸡蛋

诸葛亮的兄长诸葛瑾在东吴为官，诸葛瑾的儿子诸葛恪很讨人喜爱，孙权时常打趣他。一天，孙权想出一个坏主意，他让孙登当着众大臣的面骂诸葛恪的父亲："你爹诸葛瑾吃了一箩筐的驴粪！"孙权等着看诸葛恪的笑话，在等级森严的封建时代，他料定诸葛恪不敢针锋相对地骂回去，岂料诸葛恪镇定地回答道："太子殿下吃了一箩筐鸡蛋。"孙权很惊讶："太子骂你爹吃驴粪，你却回应说太子吃鸡蛋，吃鸡蛋也是骂人的话吗？"诸葛恪从容回答："因为驴粪和鸡蛋出自同一个地方。"文武大臣们忍俊不禁地笑出了声，孙权也被逗笑了。诸葛恪没有用骂街的方式回击，巧妙地将骂人上升到哲学的高度。

（九）公鸡生蛋

古时秦国左丞相甘茂的孙子甘罗，天赋异禀，十二拜相，才智过人，民间至今有许多神童甘罗的传奇故事。据传说，甘茂身为秦国左丞相，虽治国有方，深得秦王的赏识，但却因此受到了不少同僚的妒忌。这天，秦王听信谗言，限甘茂三日之内献公鸡蛋一枚。公鸡岂有下蛋的道理？小甘罗见爷爷愁眉紧锁，问明原因后心生一计。三日期限一到，甘罗自请拜见秦王。秦王问道："你爷爷在家做什么，为何不来见我？"甘罗回答说："我爷爷在家里坐月子，他刚生了小孩。"秦王大怒道："胡说八道，世上哪有男人生孩子的道理！"甘罗趁机回答："既然男人不能生孩子，那么想必公鸡也不能下蛋了。"秦王听后方悟，觉得小甘罗机智聪明，从此对其另眼看待。

（十）先有鸡还是先有蛋

传说有间生意兴隆的餐厅，餐厅老板到了退休的年龄，想从自己三个经理中选一个接班人。老板问三个经理："先有鸡还是先有蛋？"第一个经理想了想，答道："先有鸡"。第二个经理胸有成竹地答道："先有蛋。"第三个经理镇定地说："客人先点鸡，就先有鸡；客人先点蛋，就先有蛋。"老板笑了，于是把第三个经理选为接班人，放心地把餐厅交给他了。

（十一）唐诗蛋菜馆

古时江南有家颇有名气的"唐诗菜馆"，既然打出这样雅致的店名，难免有惹是生非者上门挑衅。一天，有位傲慢的顾客，仅以八文钱和两个鸡蛋，苛求菜馆按杜甫的七言绝句做三菜一汤，谁知厨师竟欣然同意。不一会，厨师端上三菜一汤放在桌上：第一道菜是两个蒸蛋黄，伴以几根小葱，象征"两个黄鹂鸣翠柳"；第二道菜是青菜叶上铺着一丝蛋白，意为"一行白鹭上青天"；第三道菜是清炒白蛋花，连根葱丝儿都没有，寓为"窗含西岭千秋雪"；第四道菜是一大碗清水上漂着几片蛋壳，酷似"门泊东吴万里船"。客官见此"三菜一汤"，顿时心服口服，这位厨师也被誉为名副其实的"诗厨"。

三、鸡用途

（一）鸡蛋、鸡肉

如今，养鸡"司晨"的作用早已退出舞台，医药和娱乐观赏用鸡占极少数，养鸡的主要用途是吃蛋吃肉，据统计，我国鸡蛋总产量连续30年居世界第一，鸡肉总产量居世界第二位。

吃鸡蛋有很多益处。一枚鸡蛋可以转化成一只小鸡，可见其营养何等全面。鸡蛋富含蛋白质、卵磷脂、维生素A、维生素B_1、维生素B_2、钙、铁、维生素D等营养成分。每年10月第二个星期五是世界蛋品日，鸡蛋是人类"理想的营养库"。吃鸡蛋虽然营养丰富，但并非人人皆宜。肝炎患者、吃鸡蛋过敏者、发热患者、腹泻患者、高血脂患者要慎食。茶叶蛋是民间小吃，但浓茶中含大量的单宁酸，使蛋白质形成不易消化的凝固物，影响人体吸收，故不宜多食茶叶蛋。有些地区喜欢用糖水煮荷包蛋，实际上这种吃法，易使蛋白质中的氨基酸与糖结合成果糖赖氨酸复合物，既不利于人体健康，又影响氨基酸的吸收。

鸡肉肉质细嫩，滋味鲜美，含有蛋白质、脂肪、硫胺素、维生素，以及钙、磷、铁多种营养成分。同时，鸡肉消化率高，容易被人体吸收，具有温中益气、强身健体等功效。

（二）鸡毛

我们常用"一地鸡毛"来形容日常的一些烦人琐事，但鸡毛并非毫无用处。将鸡毛筛选、清理之后，可以制作清洁用的鸡毛掸子，根据鸡毛的品类不同还可以制作成枕头、服装的原材料，也可以用鸡毛制作一些工艺画、壁画等艺术品。

四、鸡危害

（一）鸡病对人的危害

鸡的传染病可引起鸡群大批发病或死亡，部分鸡的传染病会在饲养过程中或消费鸡产品过程中传染给人类。目前，已经确认可以直接危害人类健康的鸡传染病主要有：禽流感、禽衣原体病、禽沙门氏菌病（有鸡白痢、禽伤寒、禽副伤寒三种）、大肠杆菌病等。

（二）药物残留对人的危害

鸡传染病严重危害养鸡业，为了控制这些鸡病，人们往往给鸡使用大量药物，结果造成鸡产品中的药物残留，残留的药物会影响食用者的身体健康。目前，世界各国对鸡肉药物残留都极为重视，也因此制定了严格的控制标准。

五、酉鸡养生

（一）酉时养生

作为十二生肖中唯一的禽类，鸡对人们的生活有重要影响。古人为何将"酉"与"鸡"联系在一起呢？以地支符号来说，酉排在第十位。《说文解字》云："酉为秋门，万物已入。"酉时天近傍晚，鸡食饱后进窝栖息。由此可见，酉字具有秋藏饱宿的意思。用酉这一地支符号与鸡相连甚为恰当，酉与"有"谐音，鸡与"吉"谐音，酉鸡蕴含着奥妙的人文意义。

十二时辰中的酉时即 17：00 ～ 19：00，此时肾当令，应结束劳作，下班休息。中医学认为，肾藏精，中医的"肾"包含着生命的原动力，也是生殖功能的源泉。先天肾气充足与否与人的寿数有一定关系。先天肾气亏虚、肾精不足，或者后天房劳损伤肾气、肾阴、肾阳者，生育功能会受到影响。肾主骨生髓，肾不好会出现关节疼、腰部酸痛，甚至五更泄泻、精神萎靡等症状。

（二）效鸡养生功

金鸡独立：自然站立，两眼微闭，抬腿，单腿站立 30 ～ 60 秒，然后换腿，左右交换 3 次。

功效：刺激足部经脉，利于足部保暖。应注意，老年人多有脑血管硬化、脑供血不足等病症，容易出现脑缺氧，做金鸡独立容易因身体失去平衡而摔倒，做该动作时要注意防备。

（三）肾的食疗

1. 肾阳虚　症见腰膝酸软，头昏耳鸣，久泻不止，大便水样或消化不良（完谷不化），面色苍白，精神萎靡，四肢厥冷，舌质淡，苔薄白，脉微细。

（1）附姜焖狗肉：狗肉 500 克，熟附片 10 克，生姜 100 克，大蒜 30 克，食盐适量。狗肉切成小块，过油，爆香大蒜，加熟附片、生姜，小火煮 2 小时，加食盐调味即可。分早、晚两次服食，感冒、内热者忌食。

（2）锁阳羊肉汤：锁阳 30 克，羊肉 500 克，生姜 10 克，枸杞子 15 克，韭菜籽 15 克，黄酒、生抽、食盐、味精各适量。羊肉过水，与生姜、枸杞子、韭菜籽、黄酒、生抽、食盐、味精一同放入砂锅中，小火煮 2 小时。饮汤食肉。

2. 肾阴虚　症见盗汗多梦，腰膝酸软，咽干少津，舌红苔少，脉细数。

（1）二子甲鱼汤：甲鱼 1 只，枸杞子 10 克，女贞子 20 克，猪瘦肉 30 克（剁碎），食盐、黄酒、生抽各适量。女贞子煎汤取汁备用，将甲鱼洗净去头、剖肚，加入猪瘦肉，加入女贞子汁和枸杞子，再加入食盐、黄酒、生抽，煲汤 1 小时。饮汤食肉。

（2）淡菜炖猪瘦肉：淡菜 40 克，猪瘦肉 250 克（剁碎），黄酒、食盐各适量。淡菜、猪瘦肉隔水炖煮，加入黄酒、食盐，肉熟即可。饮汤食肉。

3. 肾气不固　症见精神不振，体倦乏力，头晕心悸，腰膝酸软，男子遗精，舌质淡，苔薄白，脉微细。

（1）黄精乌梅蒸鲈鱼：黄精 10 克，乌梅 5 克，益智仁 10 克，鲈鱼 1 条，葱、姜、色拉油各适量。黄精、乌梅、益智仁放入纱布包中，将纱布包置于笼屉下水中，鲈鱼放蒸屉上蒸熟，淋上葱、姜、色拉油。吃鱼。

（2）五味莲子羹：五味子10克，鲜莲子250克，红糖100克，水淀粉适量。以上四味加水同煮，小火慢煮1小时。温服。

4. 肾不纳气 症见喘息气短、呼多吸少，活动尤甚，形瘦神疲，或汗出肢冷，舌质淡，脉沉细。

（1）补肾平喘饼：党参30克，茯苓30克，白术30克，山药30克，枸杞子30克，紫苏子20克，益智仁30克，苦杏仁30克，蛤蚧1对，蜂蜜100毫升，低筋面粉1千克。蛤蚧煮1小时取水备用，党参、茯苓、白术、山药、枸杞子、紫苏子、益智仁、苦杏仁研末，与低筋面粉混匀，加入蛤蚧水、蜂蜜，捏成小饼状，烘焙即成。随意食之，约两周服完。

（2）桂皮茯苓粥：桂皮3克，茯苓10克，桑白皮5克，粳米100克。桂皮、茯苓、桑白皮煎煮取汁，加粳米煮粥。每日1次，连服4～5日。

5. 肾精不足 症见失眠健忘、发脱，牙齿松动，耳鸣，早衰，舌红苔少，脉沉细涩。

（1）黑芝麻丸：黑芝麻1千克，菟丝子50克，核桃仁300克，蜂蜜适量。黑芝麻、菟丝子、核桃仁经过多次蒸晒，加入蜂蜜，炼蜜成大蜜丸。每日两次，每次1粒。

（2）清蒸山药：鲜铁棍山药50克。晨起用电饭煲蒸山药，蒸熟即可。作早餐食用。

6. 风水相搏证 症见眼睑头面先肿，继而遍及全身，上半身肿甚，来势迅速，皮肤薄而发亮，小便短少；或见恶寒重发热轻，无汗，舌苔薄白，脉浮紧；或见发热重恶寒轻，咽喉肿痛，舌苔薄黄，脉浮数。赤小豆桑白皮桔梗汤：赤小豆 60 克，桑白皮 15 克，桔梗 10 克，全紫苏 50 克。赤小豆浸泡半日，桑白皮、桔梗煎煮后将药汁与赤小豆加水同煮半小时，加入全紫苏，小火煮 10 分钟。食豆饮汤。

（四）鸡的药用和食疗

1. 鸡的药用

（1）鸡肉：味甘、性温，归脾、胃经，具有温中益气、滋养五脏、补精添髓的功效。鸡的种类繁多，功能各异。乌骨鸡有养阴退热、滋肝补肾、益气养血之功效，自古为滋补上品和珍贵中药。乌骨鸡可治虚损诸症，中医妇科常用的乌鸡白凤丸就是以乌骨鸡为主要原料配制而成的。公鸡属阳，补性不如母鸡。乌骨鸡中，母鸡属阴，适宜产妇和体弱者食用；小母鸡柔嫩，适宜少年、老年人食用。从古到今，中国产妇首选的调补食材就是鸡汤。鸡汤不仅有助于缓解生产时流失气血导致的体力疲乏，还对产后抑郁有很好的辅助治疗作用。鸡肉虽补益，但不宜多食，多食易生热动风，内火偏旺、痰湿偏重者，以及患有热毒疖肿、肥胖症、高血压、动脉硬化、冠心病、高血脂、胆囊炎、胆石症者忌食；肝阳上亢、口腔糜烂、大便秘结者不宜食用；感冒发热者忌食；痛风症患者不宜喝鸡汤，防止鸡汤中的高嘌呤加重病情。

（2）鸡蛋：又称鸡子，味甘、性平，具有滋阴润燥、养血安胎的功效，为防病治病的良药。鸡蛋清又称鸡子白，味甘、性凉，能润肺利咽、清热解毒。鸡蛋黄又称鸡子黄，味甘、性平，能滋阴润燥、养血息风。鸡蛋壳内的卵膜又称凤凰衣，味甘、淡、性平，具有养阴清肺、敛疮、消翳、接骨的功效，主治久咳气喘、咽痛失音、淋巴结核、溃疡不敛、目生翳障等病症。

（3）鸡肝：性甘、味温，归肝、肾、脾经，有补肝肾、明目、消翳、杀虫的功效，可用于治疗肝虚目暗、目翳、夜盲、小儿遗尿、妊娠胎漏等病症。

（4）鸡胆：味苦、性寒，有祛痰、止咳、泻火、明目的功效，可治疗百日咳、夜盲等疾病。

（5）鸡血：味咸、性平，具有祛风解毒、活血通络的功效，《本草纲目》记载鸡血的主治为"治白癜风，并疗经络间风热，涂颊治口不正，涂面治中恶"。

（6）鸡头：为雉科动物家鸡的头，《本草再新》记载鸡头的功效"养肝益肾，宣阳助阴，通经活血"，药理研究表明，鸡冠中提取的透明质酸可作为理想的角膜创伤治疗剂。

（7）鸡肠：具有益肾、固精、止遗的功效，可用于治遗尿、小便频数、遗精、痔漏、消渴。

（8）鸡脑：在中医古籍中有治小儿惊痫、夜啼的功效，药理研究表明，成年鸡脑膜提取物具有导致背根神经节生长冠萎缩的活性，随纯度的增加，活性也增加。

（9）鸡内金：又称鸡黄皮、鸡肫胵、鸡合子，为雉科动物家鸡的干燥砂囊内膜。鸡内金味甘、性平，归脾、胃、小肠、膀胱经，具有健胃消食、涩精止遗、通淋化石之功效，用于食积不消、呕吐泻痢、小儿疳积、遗尿、遗精、石淋涩痛、胆胀胁痛等疾病。

2. 鸡的食疗

（1）五味子鸡：具有补肺益肾、敛汗生津的功效，适用于劳伤羸瘦、肺虚咳喘、梦遗滑精、久痢久泻者。母鸡1只（约750克），五味子15克，食盐、胡椒粉各适量。母鸡宰杀去毛，清洗干净，把五味子纳于鸡腹中，将鸡置于炖锅中炖至烂熟，用适量食盐、胡椒粉调味即成。吃鸡饮汤，分2～3次食用或佐餐食用。

（2）党参公鸡汤：具有温补脾胃、散寒理气的功效，适用于脾胃阳虚或气虚受寒所致的不思饮食、胃脘及腹部隐痛等病症。公鸡1只，党参25克，草果5克，橘皮、桂枝各5克，干姜10克。公鸡宰杀去毛清洗，党参、草果、橘皮、桂枝、干姜包入纱布包中，与鸡肉同炖，鸡熟去药渣既可。佐餐食用。

（3）黄芪蒸鸡：具有补脾益气、养阴补血的功效，适用于虚弱、慢性支气管炎、血虚头痛、表虚自汗、月经不调等病症。母鸡1只，黄芪40克，油、食盐各适量。母鸡宰杀去毛洗净，放入炖锅中，加黄芪及适量油、食盐，小火炖煮，鸡肉熟烂即成。佐餐食用。

（4）百合鸡子黄汤：具有滋阴养血、清心安神的功效。百合100克，莲子30克，鸡蛋黄1个。将百合、莲子洗净，浸泡1小时，加清水500毫升，煎煮至200毫升，将鸡蛋黄搅匀倒入汤中即成。每日2次温服。

（5）老母鸡安胎方：具有益气养血、安胎定志的功效，适用于妊娠流产、产前崩漏胎动者。母鸡1只，鲍鱼4个，加糯米150克，食盐适量。将母鸡宰后去毛、内脏，鸡肉和鲍鱼加水炖烂，取浓汤，加糯米，煮熟，加盐调味即可。佐餐食用，习惯怀孕3个月流产者，受孕后每个月服1次，3个月后停服。

（6）鸡蛋咽痛方：用于咽痛。鸡蛋2个，白糖15克，香油数滴。将鸡蛋去壳，与白糖、香油搅匀。空腹服用。

（7）鸡肝粥：具有补肝明目的功效，用于血虚发热、血虚目暗头晕等病症。鸡肝50克，粳米100克，豆豉、食盐适量。鸡肝洗净，切碎备用，将粳米淘洗干净，加清水、豆豉适量，煮至粥将成时，加鸡肝、食盐，煮开后5分钟即可。佐餐食用。

（8）银杞鸡肝明目汤：具有补肝益肾、明目养颜的功效，适用于各型老花眼患者。水发银耳20克，枸杞子10克，鸡肝100克，菊花20克，料酒、姜汁、食盐、味精各适量。将银耳洗净切成小片，用清水浸泡待用，在锅中加适量清水，放入银耳、鸡肝、枸杞子煮沸，加入料酒、姜汁、食盐和味精，待鸡肝煮熟后，撒入菊花即成。可在每日晚餐时饮用。

（9）苋菜鸡冠花煲乌鸡：具有补血养血的功效。红苋菜150克，红鸡冠花100克，乌鸡1只，食盐适量。红苋菜、红鸡冠花洗净待用，乌鸡除去内脏洗净，整鸡与红鸡冠花一同放入砂锅中，加入清水1.5升，小火煲1小时，再将红苋菜放入，锅中水煮沸后，加食盐调味即可。佐餐食用。

（10）鸡冠花乌鸡汤：具有滋肾除湿止带的功效，用于女性湿盛带下、腰膝酸软无力等病症，也可作为女性的养生保健药膳。鸡冠花20克，乌骨鸡250克，葱白10克，食盐、味精、麻油各适量。乌骨鸡去毛及内脏，洗净切块，鸡冠花洗净，与乌骨鸡同放入砂锅中，加清水适量，煮至鸡烂，加入食盐、味精、葱白，再煮15分钟，淋上麻油后即可。佐餐食用。

（11）山楂薏米鸡内金饮：具有疏肝理气、健脾养胃的功效。山楂9克，薏苡仁50克，鸡内金10克，茯苓10克。将山楂切片，同薏苡仁、鸡内金、茯苓同放入砂锅中，加入清水，大火烧开后转小火煎煮20分钟即可。每日1碗，服用4次。

（12）鸡内金金钱汁：具有补肾化石、扶正祛邪的功效，能加强泌尿器官的代谢功能，对患结石病体弱及年老无力排石者尤为适宜。核桃1千克，金钱草250克，黄芪60克，石韦、鸡内金各30克，蜂蜜、白糖各250克。核桃去壳取仁，倒入锅内炒至桃仁皮呈嫩黄色，脱去核桃衣；将黄芪、石韦、鸡内金、金钱草洗净，水煎1小时，取药液，将药液与蜂蜜、白糖、核桃仁一同浸拌均匀，隔水蒸半小时。食核桃，饮药汁。

（13）黄芪鸡内金粥：具有补气温肾的功效，对慢性肾炎、肾盂肾炎后期浮肿疗效较好，适合肾阳虚、肾气虚弱者食用，肾阴虚、脉细数、舌质红绛者不宜食用。生黄芪、糯米、薏苡仁各30克，赤小豆15克，鸡内金9克，橘皮10克。将鸡内金研成细末；用清水煮黄芪20分钟，滤出药液；将薏苡仁、赤小豆、橘皮下入黄芪药液中，煮30分钟；将鸡内金细末、糯米兑入药液中，煮熟成粥即可。以上为1剂的量，每日1剂，分两次服用。

（14）鸡内金益脾饼：具有健脾益胃的功效，适宜脾胃虚弱所致食少纳呆、大便溏薄者。白术120克，干姜60克，鸡内金60克，枣肉500克。将白术、干姜、鸡内金焙干，共研细末，将枣肉捣成泥，药粉与枣泥混合，揉成小饼，用锅烙干。空腹时细嚼当点心食用。

（五）鸡元素的中药和食疗

1.鸡元素的中药

（1）鸡冠花：又名鸡冠苋，为苋科植物鸡冠花的干燥花序。味甘、涩，性凉，主治吐血、便血、痔久转瘘、下血脱肛、月经不止、赤白带下。如今，许多国家，每年有成千上万的儿童因缺少必需的氨基酸而成为盲人，国际植物遗传基因研究所的冯斯洛坦教授曾提出，每天食用100克的鸡冠花花瓣，就可以阻止这场灾难的降临。另外，鸡冠花还可以食用，明代《救荒本草》记载鸡冠花可以"救饥采苗叶，煠熟，水浸，淘去苦气，油盐调食"。鸡冠花可作为粮食的代用品，又是生命力极强的能源植物，有待研究者开发利用。

（2）鸡肠草：又名鹅不食草，为菊科植物鹅不食草的干燥全草，味辛、性温，归肺经，具有发散风寒、通鼻窍、止咳的功效，临床上常用于风寒头痛、咳嗽痰多、鼻塞不通、鼻渊流涕等病症。

（3）鸡头米：即芡实，为睡莲科植物芡的成熟种仁，因其果实上的花萼退化后形如鸡喙，遂有鸡头米之称。首载于《神农本草经》，味甘、涩，性平，归脾、肾二经，具有益肾固精、补脾止泻、除湿止带的疗效，广泛用于治疗遗精滑精、遗尿尿频、脾虚久泻、白浊带下等病症，民间亦有煮食芡实粥的习俗，因此芡实可谓"药食两用"的天然补品。应注意，芡实大小便不利者禁服，食滞不化者慎服。

（4）鸡血藤：为豆科植物密花豆的干燥藤茎，新鲜的密花豆藤茎被砍伤后，有红色藤汁流出，因藤汁似鸡血，故得名鸡血藤。鸡血藤味苦、甘，性温，归肝、肾经，可活血补血、调经止痛、舒筋活络。鸡血藤为强壮性补血药，适用于贫血性的神经麻痹症，如肢体及腰膝酸痛、麻木不仁等；又用于女性月经不调、经闭等，有活血镇痛之效。药理研究显示，鸡血藤具有扩血管、抗血小板凝聚、刺激造血系统、促进磷代谢的作用。鸡血藤也是很多中成药的主要原料，如中成药鸡血藤膏、鸡血藤胶、鸡血藤颗粒、鸡血藤片、鸡血藤糖浆、活血通脉片、妇科千金片、金鸡虎补丸、维血宁冲剂等，以鸡血藤为原料组成的中药复方制剂获得的专利项目更是超过百种。

2.鸡元素的食疗

（1）鸡头米八珍糕：具有补肾固精、健脾除湿的功效，用于肾虚早泄、便溏、尿频、夜尿等病症。芡实、山药、茯苓、白术、莲子、薏苡仁、扁豆各30克，人参8克，米粉500克。将诸药研粉与米粉和匀，加水做成糕，蒸熟即成。配方是5份量，每日1份。

（2）龙眼枣仁鸡头米汤：具有安神补心的功效，用于心悸、失眠等证。龙眼肉6克，枣仁10克，芡实12克。以上三味，加水煎30分钟即可。温服。

（3）鸡头米固涩汤：具有补肾固涩的功效，用于肾虚阳痿、泄泻、尿失禁等病症。芡实15克，金樱子15克，益智仁15克，诃子5克，山药15克。以上五味，加水煎30～40分钟。温服。

（4）鸡头米煮老鸭：具有固肾涩精的功效，用于肾虚遗尿、阳痿、泄泻者。芡实200克，鸭子1只（约1千克），食盐、黄酒各适量。鸭杀好洗净，将芡实填于鸭腹，在砂锅中倒入清水，清水煮沸后加入黄酒，改小火煮2小时至肉烂，加食盐即可食用。食肉饮汤。

（5）芡实茯苓粥：具有补肾固精、健脾益气、利耳明目的功效，用于阳痿早泄、体倦头昏、耳目不聪、小便不利、尿液混浊等病症。芡实60克，茯苓、山药各50克，粳米100克。山药洗净切块，粳米洗净，将山药、粳米与芡实、茯苓一起放入砂锅中加水煮粥。温服。

（6）鸡头米健身汤：具有健脾和胃、补气养血的功效，用于脾胃气血亏虚所致的肌肉瘦弱、面色萎黄、皮毛干枯、夜寐多梦，失眠心烦等病症。芡实、薏苡仁各50克，桂圆肉10克，莲子30克（去芯），蜂蜜适量。将芡实、莲子、薏苡仁一起放入锅中，先用水浸泡30分钟，加入桂圆肉，小火煮至烂熟，以蜂蜜调味即可。温服。

（7）鸡头米太子参粥：具有益气、健脾、止泻的功效，用于平素乏力、精神欠佳、食后腹胀、大便溏薄者。芡实20克，太子参、山药各15克，粳米100克。以上四味洗净，一同放入砂锅，加水适量，大火煮沸改小火熬煮成粥即成。温服。

（8）鸡头米百合汤：具有补肾固精、养心安神的功效，用于肾虚引起的失眠多梦、遗精头昏等病症。芡实50克，百合30克，白糖适量。百合、芡实洗净，一同入锅，加水煮成汤，用白糖调味即可。温服。

（9）鸡血藤炖猪蹄筋：具有养血荣筋、祛风止痛的功效，此方对于关节痹痛日久，疼痛如刺，伴有乏力、腰膝酸软等有虚及血瘀表现者较为合适。鸡血藤30克，威灵仙10克，牛膝20克，猪蹄筋5条。以上四味洗净，加水500毫升，煮开后中火炖30分钟，改小火再炖1小时即可。食肉饮汤。

（10）鸡血藤粥：具有补血益气、通络止痛的功效，适用于气血亏虚所致的手足麻木、风湿痹痛者。鸡血藤30克，大米100克，红糖适量。将鸡血藤择净，放入药罐中，浸泡10分钟后，水煎取汁，将药汁加大米煮粥，煮至粥熟，调入红糖即成。每日1剂，连续3～5天。

（11）大枣鸡血藤瘦肉汤：具有益气养血的功效，适用于血虚疲乏、面色无华者。大枣10枚，鸡血藤10克，猪瘦肉 100 克，食盐适量。将鸡血藤放入布包备用，大枣去核，猪瘦肉洗净切片，三者同放入锅中加清水炖熟后，去药包，略放食盐调味。食肉饮汤，每日 1 次。

（12）鸡血藤蹄筋汤：具有活血通络、祛风除湿的功效，适用于风寒湿痹、风湿骨痛、关节屈伸不利等。鸡血藤 50 克，大枣 10 枚，蹄筋 80 克，调味品适量。先将蹄筋发开，洗净，切段，鸡血藤布包，同放碗中，加开水两碗半，煮至半碗时，去药渣，调味，服食。

（13）鸡血藤冲剂：具有补血活血、舒筋活络的功效，适用于各种贫血、筋骨疼痛。鸡血藤 800 克，蔗糖适量。将鸡血藤水煎 2 次，首次煎 3 小时，再次 2 小时，二液合并，小火浓缩后加入蔗糖适量，混匀，干燥即成。每次 10 克，每日 3 次冲饮。

（14）鸡血藤酒：具有清热散结的功效，适用于瘰疬、结核。鸡血藤 30 克，白酒 500 毫升。将鸡血藤切片，浸泡于装满白酒的瓷瓶中，密封，隔水炖 3 ～ 5 小时。适量服用。

（15）鸡血藤煮鸡蛋：具有活血、舒筋、镇痛的功效，可以治疗月经不调。鸡血藤 18 克，鸡蛋 2 个，白糖适量。鸡血藤、鸡蛋入水同煮，蛋熟后去壳再煮片刻，加白糖调味。饮汤食蛋。

（16）鸡冠花牛筋汤：具有活血化瘀、强壮筋骨的功效。鸡冠花、香菇各 10 克，牛蹄筋 100 克，黄酒、生姜、葱白、食盐、味精各适量。牛蹄筋温水洗净，放入碗中，加黄酒喷洒表面，上笼蒸 2 小时，蹄筋熟烂取出，再放置 2 小时，待凉后剥去外层筋膜，洗净切成 5 厘米长的段，放入蒸碗中，用鸡冠花点缀四周，加入生姜、葱白、食盐、味精后上笼蒸约 1 小时，待牛蹄筋酥烂后，出笼即成。饮汤食蹄筋，可佐餐常食。

（17）鸡冠花藕粉羹：具有清热调经、消肿解毒的功效。白鸡冠花 100 克，藕粉、白糖各 25 克。白鸡冠花洗净，放入砂锅内煎煮，每 20 分钟取汁 1 次，共取 3 次。合并 3 次的药汁并用小火浓缩，用烧沸的浓缩汁冲调藕粉，搅拌均匀，拌入白糖即可食用。随意食用。

（18）鸡冠花瘦肉汤：具有凉血止血、疏风清热的功效，鸡冠花 15 克，猪瘦肉 250 克，食盐、味精、麻油各适量。鸡冠花洗净，猪瘦肉洗净切片，一起放入砂锅内，加入清水适量，小火煮 1 小时左右，加入食盐、味精调味，淋上麻油即成。饮汤食肉，可佐餐用。

（19）马齿苋鸡冠花猪肉汤：具有凉血止血的功效，鸡冠花 10 克，马齿苋 30 克，猪瘦肉 250 克，食盐、味精各适量。鸡冠花、马齿苋洗净，猪肉剁成小块，一同放入砂锅中，加适量水，大火煮沸后改用小火煨炖至猪肉熟烂，加入食盐、味精调味即成。食肉饮汤。

（20）鸡冠花炖鸡：可作为肝胆湿热型带下症者的辅助食疗。白鸡冠花 15 克，老母鸡 1.5 千克，白酒、食盐、味精、胡椒粉各适量。老母鸡洗净，与鸡冠花一同放入砂锅中，加白酒、食盐、味精、胡椒粉和水适量，炖至老母鸡肉熟即可。佐餐食用。

第十一章
戌狗趣话

一、狗文化

（一）解"狗"字

"狗"字，形声字，以"犬"作偏旁，以"句"作声旁（古代勾与句同音）。狗是勾的谐音，犬是圈的谐音，"犬"字，"大"字右上角加一点，这是一只猎犬的形象。"犬"的甲骨文字形可以看到一只栩栩如生的狗的形象：张着嘴巴，卷着尾巴，身子微弯，两腿伸直。

孔子曰："视犬之字如画狗也。""犬"和"狗"是否可以化等号，在汉语里一直存在争议。《说文解字》中对犬的解释："犬，狗之有悬蹄者也，象形。"犬有五指，有一指不着地，谓之悬蹄。狗小无悬蹄，犬大有之，因此大者为犬，小者为狗。犬和狗还有以下不同：其一，时代不同。犬产生在甲骨文或更早的年代，已有五千多年的历史；而狗字是两千多年前才开始使用，属于派生物的称谓。其二，范围不同。犬是泛称，各式各样的狗均可称犬；狗不能包括犬，狗严格来说是指小犬或小型犬。其三，声誉不同。查阅相关资

213

料，会发现在用"犬"字的资料中几乎没有贬义；用"狗"字大多是贬义的。

现在"狗""犬"通常被认为是同义的。"犬"字内含人字，有人说："犬介于人畜之间。"每个养狗的人都知道，狗是通人性的，可以给人带来的欢乐与慰藉。狗作为宠物，融入现代人的家庭生活，往往被视为家人。

（二）狗特性

在动物分类上，狗属于食肉目犬科犬属哺乳动物。正常情况下狗的寿命是 10 ～ 15 年，平均 12.6 岁，长的可达 20 岁。犬科家族中除了"家犬"狗，还包括了现存的狼、狐、豺等其他动物，共 13 个属 36 种。狗生性好群居，且有明显的等级观念，要保护同伴，敬畏领袖。狗群中总有一只狗处于首领地位，名头犬，头犬带领狗群活动，支配、管辖狗群。狗有明显的领地习性，习惯以尿或气味来标记它的"势力范围"，且经常更新，以此来向其他动物示意自己的"领地"，警告其他动物不得侵入。

汉代对狗的种类有了专业的分类，《说文解字》云："多毛曰獒，长喙曰猃，音敛，短喙曰猲，音歇，去势曰猗，高四尺曰獒，狂犬曰猘，音折。"獒为多毛犬；猃为长嘴猎狗；猲为短嘴猎狗；猗为被阉割的狗；獒为大型獒犬；猘为狂犬。明代李时珍根据狗的用途，将狗分为田犬、吠犬、食犬三大类："田犬长喙善猎，吠犬短喙善守，食犬体肥供馔。"

（三）狗生肖

十二生肖的排列原则说法多种多样，最普遍的说法是十二生肖的排列是根据每天动物活动规律的时辰和趾数的奇偶来安排的。吴慧颖在《中国数文化》一书的序中说："数——国人的第二语言。"中华民族对数字的特殊情感，也反映到十二生肖的排列顺序上，以强调每个生肖的个性。如"一"是始，也是全，老鼠分布广泛，凡有人生活的"一"切地方均有老鼠存在。老鼠的前爪数为"四"，是偶数；后爪数为"五"，是奇数，"奇""偶"并存一体，符合春节除夕"子"时"一夜连双岁，五更分二年"的"前阴后阳"的"五行"要求，因此居第一。"三""五""九"是尊贵数字，顺居为可称为"王"的虎、龙、猴。"十"在传统文化中代表恒定、完美，顺居为生肖中可寓"凤凰"的唯一禽类——鸡。"十一"有在"十全十美"之上，百尺竿头更进一步的含意。狗趾为五，是奇数，而且狗要守夜，因此顺居在第十一位，排在戌时（19：00～21：00）。

（四）狗象征

民间认为狗有"八德"，比鸡的"五德"还多三德，八德分别指忠、义、勇、猛、勤、善、美、劳。狗有从一而终的美德，民间又有"狗不嫌家贫"的俗语，长期以来，狗被认为是恪守职责、尽心尽力的典范。

"猫来穷，狗来富"，民间认为"狗"的到来预示财富来临。中国人把狗视为吉利的动物。狗喜欢吠叫，但其吠必有因，因而古人以狗吠的时辰来取象吉凶。如子时狗吠，主妇必吵；丑时狗吠，心烦不宁；寅时吠，财神临门；卯时狗吠，前程似锦；巳时狗吠，亲人要来；午时狗吠，有人请客；未时狗吠，妻有外心，必遇小人；申时狗吠，小孩有祸；酉时狗吠，加官晋禄；戌时狗吠，提防生是非；亥时狗吠，当心吃官司。

狗的毛色，常有黄、红、白、黑、褐、棕等或两三色以上间杂，根据古人的看法，不同毛色的狗，其品质也各不相同。《六畜相法》认为，黄狗的眉毛颜色要淡，色深者不吉利；狮子狗是吉祥之物，毛色黑者可令主人致富；黑狗若白胸白臀，会带来灾祸。《杂五行书》认为，白狗黑头，会使主人发财；白狗黑尾，会使主人世世有车乘；黑狗白耳，会使主人宝贵；黑狗白前两足，会使主人子孙兴旺发达；黄狗白尾，会使主人衣食不愁。

古人认为，狗除了有预兆吉凶灾异的作用，还可以除灾。狗属于"至阳之畜"，立春之日，在东方烹狗，可以使阳气勃发，从而蓄养万物。苏轼写有"东方烹狗阳初动，南陌争牛卧作团"的诗句。狗在五行中与金相配，又与方位中的西方对应，与东方木相克，因此古人认为，杀狗可消除春天的阴湿疫气，有助万物复苏生长。

狗与人类的关系密切，又具有诸多神奇作用，因此成为古人祭祀时最常用的牲畜之一。《庄子·天运》云："夫刍狗之未陈也，盛以箧衍，巾以文绣，尸祝齐戒以将之。及其已陈也，行者践其首脊，苏者取而爨之而已。"老子说："天地不仁，以万物为刍狗；圣人不仁，以百姓为刍狗。"古人祭祀时用草编成狗，谓之"刍狗"。周代专门设有"犬人"之职，掌管"犬牲"。

狗是人们的好伙伴，而天狗却被看作邪恶神灵的化身，预示着不祥之兆。算命先生选定婚礼的吉日良辰后，必会在一张红纸上写清婚礼避忌事宜，其中重要的就是不要冲犯天狗，民间亦有天狗使女性不孕的说法。从前许多不孕的女性都供奉"送子张仙"来求子，张仙的形象是一位角巾袍服的美男子，他手执弹弓，仰头对天作瞄准姿势以射杀天狗。传说天狗是从烟囱里爬进来的，会吃掉小孩或者把天花传给小孩，因此张仙神像一般挂在烟囱旁。供奉张仙画像，除了香和酒肴，还有一盘用生面揉成的圆球，是送给他用来射天狗的，接生婆收了产妇家的钱，要送一幅张仙像给产妇，画像上有"金弓打出天狗去，玉弹引出子孙来"的字样。民间相传月食现象就是天狗吞食月亮造成的。每当月食时，都要敲响器以救月，人们认为当响器声音大作时，就会吓得天狗吐出月亮。

狗是杂食动物，生命力非常旺盛。在中国农村地区，很多人都把自己心爱的孩子唤作"阿狗""小狗""狗剩""狗娃""狗蛋"，这些称呼既亲昵、又温馨。究其原因，是希望孩子像小狗一样生命力顽强，容易养活。

古人也谦称自己的儿子为"犬子"，臣子、下属用"愿效犬马之劳"来表达忠诚。还有"哈巴狗""狗腿子"这些词语表示像狗对主人一样的卑躬屈膝。

（五）"狗""戌"姓氏

1. **狗姓氏**　狗姓在我国属于罕见姓氏。据古籍记载，汉朝有个大臣叫作狗未央。五代十国时期，后晋有个皇帝叫石敬瑭，传说有大臣反对石敬瑭勾结契丹，因此惨遭杀身之祸，石敬瑭还把他的族人赐姓狗。又有传说因"敬"姓与石敬瑭名字中"敬"字相同，不少敬姓人被迫分别改为文姓或苟姓。

2. **戌姓氏**　戌姓也是罕见姓氏，《宣和博古图》记载"周有戌命之彝"，是戌姓最早的记载。戌姓如今少量分布在云南、浙江、陕西等地。

（六）狗民俗

广东省雷州半岛，地处中国大陆南端，这里常年多雨，雷暴频发，是世界两大雷区之一。在这里，人们以石狗为守护神和吉祥物。雷州有古老的传说，雷神爱惜万物，怕太阳把万物晒枯，常派天狗去食太阳，日食现象就是"天狗食日"。雷州图腾文化的融会贯通，对雷神的崇敬，对狗图腾的崇拜，成为先民的共同信仰，因而逐步形成了独具特色的石狗文化。千年之前，人们以石狗为守护之神，每户人家门前都放着一尊石狗，谓之图腾。

二、狗故事

（一）狗的考古发现

狗是人类最早驯养的动物之一，大约在新石器时期已被驯化。在西安半坡文化遗址的先民生活区中，曾发现为数众多的狗骨骼。此外，甘肃秦安大地湾新石器遗址出土的彩陶壶上，也发现了四只家犬的形象。这都说明，当时狗已经成为人类的亲密伙伴。在距今约七千年前的浙江余姚市河姆渡遗址中发现有狗的骨架；在河南安阳、陕西西安半坡、山东大汶口等地均发掘到全新世后期家狗的骨骼化石，内蒙古阴山岩画中出现了狩猎犬，也就是说，大约在新石器时代的中期和晚期，狗已成为人们的家畜和得力的助手。

考古工作者曾在河南洛阳市中心城区发现了举世震惊的东周天子驾六车马坑，它的发掘解决了自汉代以来关于夏商周三代"天子驾六马"还是"天子驾四马"的争论。在这里，人们还发现了车马坑里七只殉葬狩猎犬。东周时期，狗是贵族们驾马驱车去狩猎的伙伴。这个车马坑的主人是东周二十五位天子之一，他生前酷爱狩猎游玩。"天子驾六"车马坑内有犬骨七具，其中六具位于车舆底下，一具位于车子之后的坑内填土中。专家分析，这些犬骨的姿态各异，当系活体埋入坑内，多数躲在车舆下，被活活压死。而半腰处的那只，应该是在奋力出逃时，被人用卵石砸死的。在这具犬骨的头部，还保留着那块致其性命的卵石。

（二）义犬的故事

孙权当政时，襄阳人李信纯家养爱犬，名黑龙。一日李信纯携犬赴宴，醉卧于郊外，正遇太守烧荒围猎。狗见火起，危及主人，可是狂叫和拉拽均不能使李信纯醒酒，于是跑到五十多步远的水塘中湿身，将主人身边的草火压灭，后来累死在主人身边。此景被路过的太守看见，说："犬之报恩，甚于人，人不知恩，岂如犬乎！"即命厚葬此狗，并修了高十余丈的义犬墓。

瑶族是古代东方"九黎"中的一支，是中国华南地区分布最广的少数民族，传说瑶族为盘瓠和帝喾之女的后裔。在瑶族故事中，帝喾高辛氏受到戎吴入侵，他征集勇将，许诺能取戎吴首领首级者，将以小女妻之。一条五色斑斓的神犬"盘瓠"帮助帝喾打败了戎吴，并取到了戎吴首领首级，高辛氏小女便嫁给了盘瓠，从此家族兴旺。

还有地区传说天上的谷种不能传给人间，于是人们派九尾狗到天上取，九尾狗用它尾巴上的毛将谷种紧紧黏在一起。天神一路追杀，接连砍断了八根狗尾巴，所幸九尾狗最终逃离天门，并把仅存的一尾珍贵谷种带到人间。

（三）小狗自杀桥

英国奥弗顿大桥是当地家喻户晓的"小狗自杀桥"，它位于米尔顿地区克莱德河的一条支流上。在过去的半个世纪中，至少有50条狗从桥上纵身跳下，"自杀"而死。调查发现，所有的狗都在大桥右边最后两截栏杆之间跳桥，"自杀"的日子都是阳光明媚的。此外，大多数"自杀"的狗都具有嗅觉灵敏的长鼻。为找到小狗跳桥"自杀"的原因，科学家来到奥弗顿大桥展开调查，发现桥底有平时看不见的水貂，它们的肛门腺会在所到之地留下臭味记号，而这种强烈的气味对狗极具诱惑力。由于狗无法看到被大桥石栏挡住的河谷，所以为了追踪气味纵身跃过栏杆，结果却跳向死亡。据悉，"跳桥"事件是从20世纪50年代开始的，而水貂也正是那时才开始大规模在苏格兰繁衍的。小狗之所以自杀，并不是因为一时想不开，而是受到水貂气味的诱惑。

（四）狗咬吕洞宾，不识好人心

传说中八仙之一的吕洞宾成仙得道前有位好友叫苟杳，苟杳父母双亡，家境贫寒，但为人忠厚，读书勤奋，深得吕洞宾赏识，与之结拜为金兰兄弟，并请他住在自己家，帮助他读书，希望他能成才。一天，吕洞宾家里来了一位林姓客人，他见苟杳一表人才，读书用功，便想把妹妹许配给苟杳。吕洞宾想到苟杳快要考试了，怕他因此误了读书，连忙推托，谁料苟杳听说林家小姐貌美，执意要应允这门亲事。吕洞宾说："贤弟既然主意已定，我不阻拦，不过成亲之后，我要先陪新娘子睡三宿。"苟杳大惊，最终还是咬牙答应了。

生肖文化与养生趣话

成亲这天，吕洞宾喜气洋洋，张罗一切，而苟杳却无脸见人，只得发愤读书。晚上，吕洞宾进了洞房后，不掀新娘的红盖头，也不说话，就坐在灯下埋头读书，林小姐只好和衣睡下。天明醒来，丈夫早已不见。一连三夜都是这样。苟杳熬过了三天进洞房后，见娘子低头哭诉："郎君一连三夜只顾对灯读书，天黑而来，天明而去，这是为何？"苟杳这才明白吕洞宾的苦心，对吕洞宾充满了敬意。后来，苟杳果然金榜题名，做了大官。八年后，吕家不慎失火，吕洞宾和妻小只能在残砖破瓦搭就的茅屋里寄身。无奈之下，吕洞宾出门去找苟杳帮忙。苟杳热情接待了他，可就是不提帮忙的事。吕洞宾一住几个月，没拿到任何银两，大怒之下不辞而别。回到家乡，吕洞宾老远就见自家的破茅屋换成了新瓦房，及至走近家门，更是大惊：大门两旁竟贴了白纸。难道家里有丧事？他慌忙进屋，见屋里停着一口棺材，他娘子披麻戴孝号啕大哭。吕洞宾轻叫一声："娘子。"娘子回头一看，惊恐万状，颤抖叫道："你，你是人还是鬼？"吕洞宾更觉诧异："娘子怎出此言？我好好地回来了，如何是鬼？"他娘子端详了半天，才敢相信这是真的。原来，吕洞宾离家不久，就有一帮人来帮他盖房子。前天中午，又有一帮人抬来一口棺材，说吕洞宾在苟杳家病死了。妻子一听，顿觉天塌地陷。吕洞宾明白这是苟杳玩的把戏，他操起一把利斧，狠劈棺材，发现里面竟全是金银财宝，还有一封信，信中写道："苟杳不是负心郎，路送金银家盖房。你让我妻守空房，我让你妻哭断肠。"吕洞宾如梦初醒，啼笑皆非，从此，吕苟两家倍加亲热。这就是俗话常说的"苟杳吕洞宾，不识好人心"，因为"苟杳"与"狗咬"同音，传来传去竟成了"狗咬吕洞宾，不识好人心"。

（五）人狗情意重

1. 神话故事　牧羊犬看见蛇在牧羊人食物中下毒，便发出吠叫警告，但牧羊人并没有意识到，欲拿起食物吃。犬为救助牧羊人，抢先吞下食物中毒而死。为感恩和纪念这犬，牧羊人专门给牧羊犬建立了一座墓碑。

2. 中国古代故事两则

（1）忠狗护主：古时有个叫柳超的朝官，因犯了王法被贬到江水，他的随从只有二奴一狗。两个奴才意欲谋财害命，狗察觉他们意图不轨，便咬死了两个奴才以保全主人。

（2）黄耳传信：晋代诗人陆机，养了一只叫黄耳的狗，他久居洛阳，与家人无书信来往，十分想念家人，便对着黄耳开玩笑地说道："我很久不能和家里通信，你能帮忙传递消息吗？"不料这狗摇摇尾巴，嘴里连连发出声音，似乎在答应陆机。陆机很吃惊，试着将书信系在狗脖子上，狗寻路南走，将书信送回了陆机家，随后又带回了家里的消息。为了感谢黄耳传书，它死后，陆机把它埋葬在家乡，当地人称之为"黄耳冢"。

3. 义犬地震救主　某天，云南某山区的四个村民正围着桌子打牌，其中一人的狗突然闯进来"汪汪"一直叫，但没有人搭理它。这只狗见无人理睬，就跑上前咬住主人的衣服拼命往外拖。主人一怒之下把狗赶出屋外，当他再次回到屋里坐下玩牌时，狗又一次冲进来把主人往外拽。主人非常恼火，边骂边打追着狗跑出门，准备好好教训它一下。当他追出门之后，地震发生了，顷刻间房屋倒塌，另三个牌友全被压死，只有狗主人幸免于难，主人这才恍然大悟，原来是狗救了自己一命。

4. 义犬为主人护坟 在爱丁堡城区的格瑞范尔教堂外，有一只小狗的青铜雕像。它块头不大，浑身毛茸茸的，目光平静地凝视着前方，仿佛在等待主人回来。关于这个小狗的雕塑有个感人的故事。19 世纪 50 年代，有只矮脚长毛狮子狗在英国苏格兰爱丁堡市流浪。出于同情心，格雷警官收养了它，为它起名"波比"并精心照料它，人与狗结下了深厚的情谊。1858 年，格雷不幸病故，波比再次成为流浪狗。格雷下葬后的第三天，波比出现在他生前常带它去的拉姆餐厅。餐厅老板认识波比，也很可怜它，就给了它一个饼，但波比没有当场吃掉，而是叼着饼跑掉了。连续几天波比都来这里要饼并叼走，餐厅老板很纳闷，跟着波比看它把饼叼到哪儿去。他诧异地发现，波比把饼埋在格雷坟旁，然后就守护在那里。第二天，波比又按时到餐厅来为主人领取"午餐"。这件事迅速传遍了全市，人们深受感动，纷纷带食物来探望这只守护主人坟墓的义犬。十四年后，一直守护主人坟墓的波比衰老而死，被埋在主人坟旁，它永远和自己的主人在一起了。被它感动的人们为它写了书，好莱坞还把它的感人故事搬上了银幕。

5. 狗吠呼救 65 岁的宋先生晚饭后遛狗，走了没几步，突然脑血栓发作倒地，半边身子无法动弹，也无法说话，幸亏他的宠物狗狂吠，这才引起了邻居的注意。邻居立即拨打急救电话，急救人员赶来将他送到了医院治疗。宋先生的邻居笑着说，宋先生这次被救，功臣是他的宠物狗。

6.《甲午风云》中的义犬 想必看过电影《甲午风云》的人都会因邓世昌的义犬而感动。当军舰沉毁，邓世昌落水之时，义犬衔着邓世昌的衣角不放，想救主人上岸。但邓世昌殉国已决，最后与义犬一同沉入海底。

三、狗用途

（一）看家护院

以前人们养狗最主要的用途就是看家，现在一些性情机敏、领地意识很强的狗也常用于看家护院，保护主人生命财产安全。

（二）照顾生活

经训练的狗可成为照顾盲人行动的"导盲犬"，这些狗能带着盲人主人安全出行，避开危险，帮助主人衔取物品，以及在必要时刻寻求工作台人员帮助。

（三）捕猎畜牧

捕猎是狗从事的最为古老的职业之一，是猎人最忠实的伙伴，牧羊犬则是牧羊人放牧的好帮手。

（四）交通畜力

在一些极度寒冷地带生活的人，如北极附近生活的因纽特人或中国东北的部分居民，会使用"狗拉爬犁"这种交通工具，也有一些偏远地区会用狗协助递送邮件。

（五）警务

军犬、警犬、海关缉毒犬、机场火药监测犬等，都是经过训练后执行不同警务任务的工作犬。

（六）救助

雪崩、地震等灾害发生后常有专门的救助犬首先进入危险地带寻找生存者。

（七）医疗

有研究表明，仅仅观察狗的眼睛就能提高催产素的水平，催产素在亲子关系中起着至关重要的作用，这种作用对自闭症儿童尤其重要。近年来有医疗研究认为狗可以协助心智障碍或精神疾病患者复健，或者协助慢性疾病患者如癌症、中风患者复原，这种狗被称为"狗医生"。

（八）农业

部分狗被训练在农田中猎捕害虫、鼠类，或驱赶麻雀、猴类、狐狸等其他可能偷吃农作物的生物。另外，在法国，训练有素的猎犬会协助人们采集珍贵的松露。

（九）嗅病诊断

1. 诊断癌症 一位皮肤病学家在著名医学杂志《柳叶刀》上讲述了一个有意思的病例。一名 44 岁女患者的狗总是闻她腿上的痣，甚至试图咬掉它。这位女士不胜其烦，于是找到皮肤科医生，要求切除这颗痣。经检查发现，这颗痣是一颗恶性黑色素瘤，一种皮肤癌。由于发现得早，这位女士保住了性命。英国科学家曾进行严格的试验，以验证狗是否能够嗅出癌症患者的尿样。他们总共动用了 6 只狗、36 名膀胱癌患者和 108 名志愿者参加了此次试验。每只狗都接受了 8 次重复试验，每次采用不同的尿样。试验表明，这些

第十一章　戌狗趣话

狗嗅出癌症患者尿样的平均成功率为41%。

2. 诊断嗜眠症　嗜眠症是一种神经性疾病,它会使大脑失去控制睡眠周期的能力。狗服务学院行为培训总监麦克内特从2010年开始从事嗜眠症服务犬的培训工作。她发现,当嗜眠症发作时,人体会释放一种能被狗闻到的味道。该类型的培训使狗能完成多项任务:当患者的嗜眠症一发作,它能站在患者腿上,避免他摔出凳子,跌到地上;当患者在公共场所发病时,狗能替他呼救;最重要的是,它能提前5分钟提醒患者疾病即将袭来,让患者提前寻找最佳的安全位置。

3. 诊断偏头痛　《今日心理学》发布的一项调查显示,当人体发生偏头痛前,会释放血清素,有些狗能闻到这个味道,经过训练后,可以在症状到来前提醒主人吃药。1027位偏头痛患者参与了调查,其中54%患者的狗在患者发病前或发病中会发生行为变化。60%的患者表示,他们的狗会提前一两个小时提醒他们即将发生偏头痛。

4. 诊断糖尿病　据报道,英国研究人员正在训练一批"糖尿病预警犬",当患上糖尿病的主人血糖降至危险范围时,这些狗将会向他们发出警告。某大学的研究员展开一项调查,在212个受访的糖尿病患者中,65%的人表示,在他们的血糖过低的时候,他们的狗会有猛吠、舔触等举动。

5. 诊断癫痫　据报道,英国一名女子患有癫痫症,发作的频率随年龄的增长而增长,她家里的狗波比能在她癫痫发作前15~20分钟发出预警,让她能事先以安全的姿势躺下。当她癫痫发作无法控制地抽搐时,波比马上开始舔掉她嘴边分泌过多的唾液,让她能够更顺畅的呼吸,直到癫痫慢慢停止。临床研究表明,经过训练的狗还可以协助癫痫患者及早发现发作，减少伤害。

6. **诊断恐惧和压力** 当我们感到恐惧或压力增加时，即使没有外在迹象，狗也能准确闻到我们身体应对压力释放出的激素，包括肾上腺素和皮质醇，卡利就是一只这样的狗。据报道，这只 18 个月大的罗得西亚脊背犬是首只出现在学校工作人员名录上的嗅探犬。自闭症患者的血液中有较高水平的皮质醇，卡利可闻出它的味道。每天早上，卡利都站在校门口等待学生们，如果它发现有学生体内的皮质醇水平过高，它会提醒它的主人——健康专家凯西，随后凯西会关注这名学生，并帮助他走出困境。

四、狗危害

如今，许多家庭都爱养宠物狗，但大部分人都不知道或者并不重视宠物狗带来的危害，宠物狗可能带来多种人畜共患病，病菌以细菌、病毒、寄生虫等形式存在，主要通过人和宠物及其环境的直接接触传播。首先是急性传染病的危害，比如狂犬病，是由狂犬病病毒引起的中枢神经系统感染的人畜共患传染病，死亡率几乎是 100%。狗还可以传播很多人体寄生虫病，如弓形虫、鞭毛虫、肺吸虫、包虫、狗蜱虫等，其中弓形虫病引发的生育健康问题已经引起了有关部门的关注。弓形虫病是一种人畜共患的寄生虫病，由于该虫的滋养体呈弓形，所以得名为"弓形虫"。人体的感染可分先天性和获得性两类。先天性感染经胎盘传播，是导致婴儿畸形和智力低下的一个重要原因。另外，在怀孕的早期（1～27 周）感染可导致流产、早产、死胎或严重的脑、眼疾患（无脑儿、脑积水、小儿畸形、癫痫、视网膜脉络膜炎、失明等）。后天获得性弓形虫病病情轻重不一，主要表现为急性淋巴结炎。

为减少宠物狗对人体健康的危害，要及时给宠物狗注射疫苗。特别是在街头领养回家的宠物，一定要先去兽医部门检查并注射疫苗。刚出生的小狗，应该在 42 天进行第 1 次免疫针的注射，56 天进行第 2 次注射，84 天进行第 3 次注射，这 3 次属于高度免疫，而随后每年 1 次的注射属于加强型免疫。每年都要为宠物进行寄生虫方面的检查，要定期给它们服用杀虫药物。家长特别要提醒孩子们不要用手去逗弄宠物的嘴，不要让宠物与人同桌进餐，每天都要对宠物休息的场所进行清理，并定期进行消毒。

五、戌狗养生

（一）戌时养生

十二地支中，狗年对应"戌"，排第十一位。仔细观看"戌"这个字，就像人手拿着戈。在原始的打猎生活中，狗是人类最好的朋友，自古以来就由人类饲养，这种共同生活的关系一直延续至今。戌时，黑夜来临，正是狗看家、守夜的时候，这时狗的警惕性最高，视力与听力极佳，所以戌时属狗。

十二时辰中的戌时即 19：00 ～ 21：00，心包当令，此时应该心情愉快，修身养性避免引发心脏病。人体在这个时辰可以有些适当的娱乐活动，如听音乐、跳舞和绘画等。

（二）效狗养生功

犬伸腰背：背部后缩并呼气，反复 3 次，继而两手先左后右向前移动，两脚向后退移，拉伸腰身；接着抬头面朝天，再低头向前平视；最后四肢前爬 7 步，后退 7 步。

功效：锻炼腰椎和腰背部肌肉。有严重腰椎疾病患者勿练。

（三）心包的食疗

1.**暑犯心包** 症见夏季高热烦躁，汗出胸闷，猝然闷倒神昏，不省人事，舌红绛，脉洪数。

（1）桑菊蛋花汤：桑叶 10 片，干菊花 5 朵，鸡蛋 1 个，冰糖适量。鸡蛋打散，将桑叶、菊花、打散的鸡蛋和冰糖一同放入锅中，加水稍煮片刻。随意食用。

（2）韭蒜醒脑汁：鲜韭菜 200 克，鲜大蒜 2 头。将韭菜和大蒜研磨挤汁。中暑神昏者滴鼻，左右两侧各 3 ～ 4 滴，隔 10 分钟重复 1 次，直至苏醒即停。

2.**热犯心包** 症见高热夜甚，谵语神昏，心烦不寐，昏愦不语，喘促气急，舌质红绛，脉细数。

（1）茅根甘蔗荸荠水：甘蔗 2 千克，鲜白茅根 50 克，荸荠 1.5 千克。以上三味洗净，甘蔗、荸荠去皮，与白茅根共同绞榨取汁。代茶饮。

（2）石膏粳米粥：石膏 50 克，鲜竹叶 10 片，粳米 100克。石膏布包，加水先煎半小时取汁备用，粳米洗净煮粥，粥将熟时加入石膏水、竹叶，粥成即可。温服。

（四）狗的药用和食疗

1.**狗的药用**

（1）狗肉：狗肉味咸、性温，入脾、胃、肾经，具有补脾暖胃、温肾壮阳、填精的功效，主治脾肾气虚、胸腹胀满、鼓胀、浮肿、腰膝软弱、阳痿、寒疟、败疮久不收敛等病症。民间又叫狗肉为"香肉"或"地羊"，有至尊肾宝的美誉，狗肉不仅蛋白质含量高，而且蛋白质质量极佳，球蛋白比例大，有增强机体抗病力、提高消化能力、促进血液循环、改善性功能的作用。狗肉还可用于老年人的虚弱症，如尿溺不尽、四肢厥冷、精神不振等。

（2）狗肝：为犬科动物狗的肝脏，味甘、苦、咸，性温，具有降逆气、止泻痢、祛风止痉的功效，主治下痢腹痛、心风发狂等病症。

（3）狗胆：为犬科动物狗的胆汁，味苦，性寒，具有清热明目、活血止血的功效，主治风热眼痛、目赤涩痒、吐血、鼻衄、崩漏、跌打损伤等病症，可以内服入丸剂，也可以外用涂敷或点眼。

（4）狗肾：为犬科动物狗的肾脏，具有补肾温阳的功效，主治肾虚身冷。狗肾一般煮食内服，《本草拾遗》记载其可以"治产后身冷如疟"，阴虚火旺者忌用。

2. 狗的食疗

（1）狗肉豆豉粥：可用于脾胃不和，肠中积冷，胀满刺痛。狗肉100克，粳米100克，生姜片、食盐、豆豉、香菜各适量。狗肉切细条，生姜片、豆豉腌制半小时，粳米煮粥，粥将成时加狗肉及豆豉、生姜、食盐，煮至肉熟，放入切碎的香菜即成。温服，每3天1次。

（2）狗肉茯苓橘皮粥：可用于鼓胀浮肿。狗肉100克，粳米100克，茯苓20克，橘皮15克，生姜、小葱、料酒、食盐各适量。狗肉切细条，以料酒、生姜、橘皮腌制半小时，粳米、茯苓加水煮粥，粥将成时加腌制好的狗肉条，小火煮20分钟，撒小葱、食盐。温服，空腹吃。

（3）壮阳狗肉汤：可用于壮阳。用狗肉250克，附片5

生肖文化与养生趣话

克，杜仲 15 克，枸杞子 15 克，黄酒、食盐、味精、生姜、葱各适量。将狗肉洗净，放入锅中，锅内加黄酒、生姜片氽水 3 分钟，捞入凉水内洗净血沫后切块；将附片、杜仲、枸杞子用纱布袋装好扎紧，与狗肉、姜片、食盐、葱等一起入锅，用大火烧沸，小火煨炖，待肉熟烂后，拣去药包，加入味精。温服，食肉饮汤。

（4）三伏狗肉补肾汤：狗肉汤本身具有御热补身的功能，借助于三伏天的阳气，对肾阳虚引起的阳痿、遗精、早泄、不育等病症疗效更佳。狗肉 500 克，黑豆 50 克，淀粉、食盐、酱油、香菜各适量。狗肉洗净切成大块，放入锅内，氽水洗去血水，捞起后与黑豆一起重新加水，用小火煮 1 小时左右，至肉烂，加入淀粉勾芡，再加食盐、酱油、香菜调味。三伏天时常服。

（5）姜附白果焖狗肉：具有温肾散寒、壮阳益精的功效，适用于肾阳虚引起的阳痿、夜尿、遗尿、畏寒、四肢冰冷、腰背酸痛等，还对肺肾两虚引起的老年慢性气管炎、支气管哮喘有一定的防治效果。狗肉 1 千克，熟附片 10 克，白果 30 克，生姜 100 克，大蒜、葱、食用油适量。将狗肉洗净切块，食用油下葱爆香，加入狗肉翻炒，附片需另起锅加水熬煮 1 小时，然后将狗肉、白果、生姜、料酒、食盐放入，狗肉炖烂即可。分次食用。

（6）良桂爆狗肝：具有温中健脾的功效，可用于脾胃虚寒所致的腹痛、便溏。狗肝 1 个，良姜 5 克，生姜 10 克，桂皮 3 克，花椒 3 克，大葱 1 段，食盐、食用油、酱油各适量。狗肝洗净，切成片状，将油放锅内烧热，下良姜、生姜、桂皮、花椒、葱段炝锅，加狗肝、食盐、酱油炒熟。分次食用。

（7）狗肾粥：具有补肾益脾的功效，可用于肾虚劳损、脾虚食少等病症。狗肾1对，粳米250克，草果10克，橘皮10克，草豆蔻10克，扁豆20克，料酒、生姜、大葱各适量。将狗肾洗净，切去脂膜，加料酒、生姜、大葱汆水3分钟，将草果、橘皮、草豆蔻、扁豆装入纱袋，将狗肾、纱袋、粳米放入铝锅内，加水适量煮熟，捡去纱袋。吃狗肾、喝粥。

（五）狗元素的中药和食疗

1. 狗元素的中药

（1）狗脊：为蚌壳蕨科植物金毛狗脊的干燥根茎，性味苦、甘、温，归肝、肾经，具有补肝肾、强腰膝、祛风湿的功能，主治腰膝酸软、下肢无力、风湿痹痛。临床药理研究表明，狗脊具有多种生物活性，可用于预防和治疗骨质疏松，还具有抗炎、抑制血小板聚集、镇痛、止血、抗氧化及抗癌的作用。通过蒸制、酒制、盐制等炮制后的狗脊，由于总酚酸含量增加，其补肝肾、强腰膝的作用也会相应增强。

（2）狗肝菜：为爵床科狗肝菜属植物狗肝菜的全草，别名金龙棒、路边青、青蛇仔，野青仔、六角英等。味甘、苦，性寒，具有清热、凉血、利尿、解毒的功效，可治疗热病斑疹、便血、尿血、小便不利、肿毒疔疮。

2. 狗元素的食疗

（1）狗脊海马猪骨汤：具有补肾强腰的功效，此方对于肾虚型的腰酸乏力、夜尿多、小便清长、大便溏薄、形寒怕冷、疲倦乏力者较为合适。狗脊20克，桑寄生20克，怀牛膝15克，海马2个，猪扇骨500克，生姜10克，红枣4个。以上七味洗净，装入纱布包中，加水1升，先煮开后改

生肖文化与养生趣话

为中火炖 1 小时即可。温服。

（2）狗肝菜豆豉煮鸡蛋：具有发汗解表、清热解毒的功效，适用于斑痧的辅助治疗。鲜狗肝菜 100 克，豆豉 15 克，鸡蛋 1 个。狗肝菜洗净，与豆豉同入小瓦锅内水煮，煮开后加入鸡蛋小火煮 10 分钟。食蛋饮汤。

（3）狗肝菜猪肝汤：具有清热凉血、疏肝散火的功效，适用于肝热目赤者。鲜狗肝菜 100 克，猪肝 100 克，食盐、芝麻油各适量。狗肝菜洗净，与猪肝同煮，加食盐、芝麻油调味，煮熟即可。食肉饮汤。

（4）狗肝菜马齿苋豆腐汤：具有清热解毒、消炎止痛的功效，适用于胃热牙龈红肿热痛者。鲜狗肝菜 250 克，马齿苋 100 克，豆腐 250 克，食盐、芝麻油各适量。狗肝菜、马齿苋清水洗净，加适量水煮熟，去菜，入豆腐煮沸，加食盐、芝麻油调味即成。佐餐食用。

（5）狗肝菜黄豆猪骨汤：具有清退虚热的功效，适用于阴虚火盛所致骨蒸潮热者。鲜狗肝菜 100 克，黄豆 100 克，猪骨 500 克，枸杞子 30 克，生姜 4 片，食盐、芝麻油各适量。狗肝菜洗净，切段，猪骨焯水，黄豆、枸杞子、生姜分别洗净，放入汤煲内，加水煮约 3 小时，食盐、芝麻油调味即成。佐餐食用。

（6）狗肝菜夏枯草汤：具有清肝泻火的功效，适宜肝火郁结或肝经风热所致口苦咽干、烦躁易怒、头晕胀痛、乳房胁肋部胀痛者。狗肝菜 100 克，夏枯草 30 克，菊花 15 克，红枣、冰糖适量。狗肝菜、夏枯草、菊花、红枣洗净，放入锅内，加清水适量，大火煮开后，用小火煲 1 小时，取汤溶化冰糖。每日饮 3～4 次，每次 1 杯。

（7）狗肝菜车前饮：具有清热利尿的功效，适用于下

第十一章 戌狗趣话

焦湿热导致的尿急、尿痛、尿血、排尿不尽者。狗肝菜100克，车前草50克，白糖30克。将狗肝菜、车前草捣烂，加水500毫升煎煮半小时，取汁，冲入白糖。每日饮1次，连服2～3日。

（8）狗肝菜薏米瘦肉汤：具有清利湿热的功效，适用于湿热下注所致白带、崩漏者。狗肝菜120克，薏苡仁60克，猪瘦肉150克，红枣4枚，食盐适量。狗肝菜洗净切段，瘦肉洗净切片，红枣洗净去核，将以上原料与薏苡仁同放入汤煲内，加水煮约2小时，食盐调味即成。佐餐食用。

第十二章

亥猪趣话

一、猪文化

（一）解"猪"字

"猪"的繁体字为"豬"，从豕从者，《说文解字》云："豕而三毛丛居者。从豕者声。"猪，是体毛稀疏、群居的动物，其字采用"豕"作偏旁，"者"作声旁。者，也是"煮"的本字，表示与烹煮有关的动物。古人发现众多动物肉中，猪肉最为肥美，既容易提取油脂，煮出来的菜肴又浓香可口。简体字"猪"把偏旁"豕"改成"犭"，表示猎获后畜养的动物。

上古时期猪也称作"豕"。"豕"在古文字中像一头猪的样子，是猪的象形描绘：长嘴、短尾和圆滚滚的肚腹。猪本是野生动物，后来被人饲养，成为向人类提供肉食的最主要的牲畜。豕字发声来源有三种可能：一是发音类似小猪的尖叫之声；二是因猪会吃屎；三是野猪被激怒后会像箭矢一样冲过来。

"豚"，在古汉语语境中出现频率较高。《说文解字》记载豚:"小豕也。从象省，象形。从又持肉，以给祠祀。"豚为鲜嫩的小猪，是祭祀祖宗的上乘祭品，也是招待贵宾的美味佳肴。

"家"字的"宀"下面是"豕"，即猪。"家"字的产生，表现出先民对家的共识：家不仅需要有房屋，还需要有猪。有住的，有吃的，才能安身立命，才能成为真正的家。豕为私有财产初始象征之一，又为古代社会家畜的代表。

"豢"字，《说文解字》云："以谷圈养豕也。"豢的篆体像人用双手捧着谷物向地下抛洒，清晰地传达出猪已被驯化圈养的文化信息。

"逐"字是"走"和"豕"的组合，呈现出一幅狩猎的画面，所以"逐"就是狩猎时追赶一只猪。

"豪"字，形声字，从豕，从高字头。"高"字头与"豕"联合起来表示"身高且有长而刚硬毛刺的猪"，引申比喻威望、权势、才德。

（二）猪特性

猪是杂食动物，采食量大，消化道长，能消化大量的饲料以满足其迅速生长发育的营养需要。猪性格温顺、适应力强、成熟早、生长快，是理想的家畜，但猪胃内没有分解粗纤维的微生物，几乎全靠大肠微生物分解，这一点不如反刍家畜牛、羊，也不如有发达盲肠的马、驴。猪的繁殖率高，世代间隔短，一般1月龄达性成熟，可以初次配种，妊娠期短，只有110多天。猪有特殊的鼻子，嗅区广阔，嗅黏膜的绒毛面积很大，分布在嗅区的嗅神经非常密集，因此嗅觉灵敏。猪的汗腺不发达，热时喜欢浸水散热。

（三）猪属相

亥年是地支之末，十二生肖之尾。猪是十二生肖压轴之兽，收官之作，所寓内涵十分丰富。中国人喜欢"大团圆"的结局，"猪"在十二生肖中就承担这个"圆满结局"的责任。古人云："猪八六，百福臻。"在人们心中，猪象征有福有财，是对十二生肖"祈福禳灾"吉祥文化的收官之作和标识性的总结。

关于猪当上生肖有这样一个故事。古时有个地主，富甲一方，家财万贯，但膝下无子，直到他花甲之年才有了一个孩子。在孩子的满月酒席上，一位算命先生来到孩子面前，他见这孩子宽额大脸，耳郭有轮，天庭饱满，又白又胖，便断言这孩子必是大福大贵之人。这孩子从此衣来伸手，饭来张口，花天酒地，游手好闲，因为他认为自己命相已定，不必辛苦操劳也可以坐享一世荣华富贵。孩子长大成人之后，父母相继去世，但他仍然继续过着挥金如土的生活，直到最后饿死在房中。孩子死后到阴曹地府的阎王那里告状，说自己天生富贵面相，怎么最后过得如此凄惨。阎王将这阴魂带到天上玉帝面前，请玉帝公断，玉帝招来人间灶神，问灶神这一脸富贵相的人怎么会饿死房中。灶神便将这孩子不思学业、不务农事、挥霍荒淫的行为一一禀告。玉帝听后大怒道："你命相虽好，却懒惰成性，今罚你为猪，去吃粗糠。"当时恰逢天宫在挑选生肖，天宫官差误把"吃粗糠"听成了"当生肖"，当即把这孩子带到人间，从此，他成为一头猪，既吃粗糠，又当上了生肖。

（四）猪象征

在人们的心目中，猪是最老实的家畜，长着一副圆乎乎、胖墩墩的憨厚相，它吃饱就睡，睡饱再吃，显得格外老实本分。在所有动物中，猪是出了名的懒惰，由于活动少，它长得非常快。猪总给人一种脏乎乎的感觉，它一辈子几乎都在一间栏里吃、住、拉、撒，满身黏着屎尿。由于猪的上述特点，它往往是好吃懒做、蠢笨、贪吃的代名词，带有深厚的贬义色彩。

但是，人们同时又赋予猪财富、吉祥的象征意义。民间至今还流传着过年杀猪祭灶神的习俗，用以祈求来年吉祥如意、五谷丰登、人畜兴旺，并用猪寄托吉祥愿望。

在汉语言文化中，猪被称作"金猪""乌金"，正如俗语所说："猪是家中宝，粪是地里金。"古人常以养猪维持家计，猪是家庭财产积累的主要来源，因而猪被视为财富的象征。"肥猪拱门"是华北地区剪纸、窗花的常用吉祥题材：圆滚滚的猪腰上贴红色的"福"字，猪背驮聚宝盆。过年的时候，在玻璃窗上左右对贴肥猪窗花各一张，象征财宝进家。

据传在唐代，及第的进士们相约，如果他们有人官拜将相要职，就要请同科的书法家用朱书（红笔）题名于雁塔。因"猪"与"朱"同音，"蹄"与"题"谐音，所以猪成了学子金榜题名的吉祥物。每当有人赶考，亲友们都赠送红烧猪蹄，预祝赶考人"朱笔题名"。

（五）"猪""亥"姓氏

1. 猪姓氏 2002年出版的《千家姓》修订版中有"猪"

这一姓氏，但由于种种原因，目前全国保留猪姓氏的人十分少见。在贵州六盘水地区，还有少数人姓猪，除了年长一些的人还保留原姓，年轻一代人多把"猪"姓改成同音的"朱"或者"诸"。

2. 亥姓氏　亥姓为罕见姓氏，北京、台湾等地有此姓分布。亥姓起源主要有两个：一认为出自夏禹之臣竖亥之后；二认为来自北魏时期鲜卑俟亥氏，后改为亥姓。

（六）猪民俗

1. 杀年猪　迎新年时，人们一般在腊月二十五日前杀猪，杀猪时口中念着："猪羊一道菜，杀你别见怪，早死早投生，下世转人来。"腊月二十六日为封刀日，就不能再杀猪了。浙江一带在杀猪时讲究"一刀清"，即一刀杀死，若没有一刀杀死猪，则被认为是不吉利的。猪杀死后，开剖前要将猪头朝外，烧香谢天地，祈祷神灵赐予幸福、吉祥。

2. 送猪蹄　陕西一带有送猪蹄的婚俗。结婚前夕，男方要送四斤猪肉、一对猪蹄，称"礼吊"，女方将"礼吊"留下后，还要将猪前蹄退回。婚后第二天，夫妻要带双份挂面及猪后蹄回娘家，留下挂面，后蹄退回，俗称"蹄蹄来，蹄蹄去"，表示今后往来密切。

3. 送猪肉　云南西双版纳的布朗族，在婚礼的当天，男女两家会杀猪请客，除请客外，还要将猪肉切成小块，用竹竿串起来分送各家，以示"骨肉之亲"之意。

4. 占猪胆　云南佤族有"猪胆卦"的风俗活动，杀猪后，人们根据猪胆判断吉凶。如果猪胆胆纹上下行，胆内水分多，为吉卦；胆纹左右行，胆内水分少，为隐卦。

5. 打猪鬼　相传古时有一种"打母猪鬼"的民间驱邪活

动。凡家中有病灾不幸之事，家中长者便设香案，以"打母猪鬼"来向神灵许愿，以求驱邪。祭时，要选黄道吉日杀老母猪，将猪蹄、猪肝、猪肠、猪肺等放在一个筐里，摆在堂屋中间，主持人燃香祝拜，祭完后，将内脏煮熟后分吃掉。民间认为"杀死一母猪鬼，驱除一个邪"。

6.**许猪肉** 山东部分地区有吃许猪肉的风俗。"许猪子肉，亲戚六人吃个够，许猪子汤，分全庄"，"许猪"也叫"喜猪"，是用来还愿的猪。当地人在神前许下愿望，如果实现了，就要杀一头猪，请亲友吃上一顿，还要用肉和下水做一大锅分给全村人，每家一碗。

二、猪故事

（一）"猪的传人"

中国人是"龙的传人"。这一观念在当代中国深入人心，毫无异议。然而，据一些学者研究，在封建王朝时期，没有任何一个王朝有"龙的传人"的观念，因为在古代，只有帝王才能称"真龙天子"，王子王孙才能称为"龙子龙孙"。假如有普通老百姓自称为"龙的传人"，那是大逆不道，忤逆之罪。在推翻了两千多年的封建帝制后，人人平等、人人当家做主，才形成了中国人是"龙的传人"的观念。

那么在曾经的历史文化中，中国人究竟是什么的传人呢？有人提出一个标新立异的说法——猪的传人。关于"猪的传人"这一话题，在民俗文化界颇有争执。

野猪也是远古时期部落的图腾之一。但人类进入农耕文明后，开始对野猪进行驯化，以致驯化的猪失去了凶猛的特性，逐渐被赋予愚蠢、懒惰的形象。

在历史文化发展过程中，很多信息反映了"猪"和"龙"息息相关。据考古发现，内蒙古兴隆洼遗址出土有猪首的石猪龙；赵家沟文化遗址出土的一种磨光陶尊上，雕刻有猪龙、飞鹿、神鸟三种灵物组成的花纹图案；最有特色的是在辽西红山文化遗址中发现的玉猪龙，"红山玉猪龙"的形制大体相同，身体蜷曲，竖耳圆眼，吻部前突，鼻梁上带有明显的皱纹，似有首部由大到小，体由粗到细、首尾间缺口由连接到缺口增大的演化规律。"玉猪龙"的发现，是我国重大发现之一。"龙"是中华民族的传统图腾，有学者认为，野猪是龙的早期形象，远古中国人以猪为祭物，祈求农业的丰收，而后"猪"被神话为龙，龙又演化为国家的象征、帝王的化身。"玉猪龙"是早期"龙"的形象之一，它充分证明我们的祖先创造的"龙文化"源远流长，同时反映出早在远古时期中华民族北方与中原文化的相互影响、相互交融。

在古代，猪灵崇拜比比皆是。很长时间以来，人们曾经认为猪是一种"灵物"，比如在《山海经》中，就有大量的猪灵民族。在《庄子》中，豨韦氏开天辟地，是人类的创世主。《说文解字》解释豨字："豕走豨豨。"因此，豨的字面意思为大猪。《康熙字典》云："豨韦，文字前古帝。"说明豨韦是由文字记载的最早的帝王。在历史中，取名为猪者亦屡见不鲜。汉武帝原名叫"刘彘"，彘，豕也，即猪。《晋书》记有"陈猪""孔豚"之名。

（二）明朝皇帝禁养猪

明朝武宗皇帝朱厚照曾下过一道"禁猪令"，下令禁止百姓养猪。《武宗实录》云："正德十四年十二月乙子卯，上

241

至仪真。时上巡幸所至，禁民间蓄猪，远近屠杀殆尽；田家有产者，悉投诸水。是岁，仪真丁祀，有司以羊代之。"武宗巡查仪真，突然心血来潮，下令民间禁止养猪，并立即将附近的猪屠杀殆尽，导致当年祭祖时找不到猪，只能用羊来代替。这个禁令由于反对呼声太高，只坚持了三个月就废止了。朱厚照为何颁布"禁猪令"呢？究其原因，朱厚照姓朱，与猪同音，且生于辛亥年，生肖也是猪。在古代，有"为尊者讳"的习惯，但如此"忌讳"便有些荒诞了。

（三）皇帝养"猪"

南朝宋前废帝刘子业昏庸无道，因担心叔父们在外地造反，便全都召回京，拘禁在皇宫里折磨，除时常殴打外，他还喜欢用非人的方式羞辱叔父们的精神。因湘东王刘彧身体较肥胖，他给刘彧起名叫"猪王"，让他裸身在泥坑里打滚，用猪食槽吃饭，自己还时常拿着棍子"牧猪"。据说某日，刘子业让人把刘彧手脚绑了起来，中间穿上木杠，叫人抬向厨房，说："今天要杀猪了。"刘彧一听大惊失色，旁人劝阻道："这口猪还不能杀，等皇太子生日时，再杀猪取心肝，那有多好。"刘子业的一个妃子刚生儿子并被封为太子。刘子业一听，觉得有理，便笑道："也好，且把猪押到廷尉那里关起来，以后再杀。"几天后，旁人又劝道："把'猪'长期关在廷尉的监狱里，一定会掉膘的。俗话说，猪应豢养，不宜久拘。"刘子业便把刘彧放了出来，使刘彧保住了性命。

（四）"猪坚强"的故事

汶川大地震时，成都彭州市龙门山镇团山村一头猪被埋到废墟下36天后仍幸存。许多人因这头坚强的猪而感动。

生肖文化与养生趣话

建川博物馆馆长将这头猪买下来，给他取了小名"36娃儿"，大名"猪坚强"。"猪坚强"从此住进了博物馆，得以颐养天年，免遭被屠宰的命运。《成都商报》的记者专门对"猪坚强"的事迹做了采访，四川在线等各大网站也都做了报道，动物对生的渴望感动了很多人，一时"猪坚强"成了一个"大英雄"，被人们热议。

（五）猪的奇闻趣事

1. **猪缉毒**　德国的警察发现，野猪的嗅觉甚至比警犬更胜一筹。经过专门训练的野猪，对毒品特别敏感，连可卡因和海洛因等毒品也能嗅出，已成为当地警察制止毒品犯罪的"秘密武器"。毛里求斯吸毒者众多，国内种了很多大麻，但因为毛里求斯有众多的山地，政府利用警犬和飞机都难以搜查到。于是该国当局从德国引进一批经驯化的野猪参与扫毒，并在深山密林里找到了许多大麻种植园。

2. **猪防蛇**　猪是杂食动物，尤其喜欢吃从土里拱出来的动植物。越南的山林水田中有很多毒蛇，而猪却能毫不在乎地把蛇吃掉，而且不会中毒，即使是蝮蛇那样毒性强烈的蛇类，猪也能用自己特有的抗毒能力对付它。有了能吃蛇的猪，越南农民们的安全就得到了保障。科学家已用实验证明，养猪防蛇是符合科学道理的，因为猪大量的脂肪能中和蛇毒，防止蛇毒进入血管。

3. **猪探雷**　猪的嗅觉异常灵敏，通过软鼻上的一层细细的毛孔，可以嗅到约20米远10厘米深的地下块根或块菌植物。经过专门训练，猪在战场上探雷的贡献不低于工兵手中的探雷器。在苏联的卫国战争中，德军实行"堡垒"战法。德军在每个侵占地都迅速建立堡垒群，外围设置铁丝网，铁丝网外暗埋地雷，构成易守难攻的阵势，大大增加了苏军敌后游击队活动的困难。当时，一支游击队奉命突破德军阵地开辟通路，为大部队的歼敌行动创造有利条件。可是，敌人的阵地前密布地雷，而他们手中又没有探雷器，且无法补给，按时完成任务困难很大。于是，游击队员们找来一头猪加以训练，使它能够准确地判断地雷的位置。后来，这头猪在游击队员的指引下，准确无误地探明了一个个地雷，使游击队顺利地通过了布雷区，赢得了这场战斗的胜利。

4. 猪参战 经过训练的猪能参加战争。科学家认为，猪解答问题前会经过思考，能学会狗掌握的各种技巧和本领，而且训练时间也比狗短。经过专门训练的猪，就能在战场上背弹药、背收发报机及传递文件等，而且猪吃苦耐劳，从不怠慢任务。

5. 猪捕鱼 在南太平洋的法考福岛，有三十多头会游泳、会捕鱼的猪，它们主要靠海蛤蝓等小软体动物为食生活，有时也会捕鱼吃。

6. 猪寻菌 松露是欧洲特有的一种贵重菌类，只有在野生状态下才能生长，号称食物中的钻石。猪对松露的搜查能力比狗要强，因为松露能发出一些类似猪发情期信息素的味道，而其他动物几乎闻不到。松露十分贵重，一千克黑松露能买到八九千美元，一千克白松露更是能达到两三万美元，而且价格还在逐年上涨。寻找松露的猪能给主人带来巨大的经济效益，是当之无愧的金鼻子猪。

7. 猪歌星 八个月大的英国猪玛加施达是一名歌唱高手，它不但拥有独特的歌喉，还能说"圣诞快乐"，是英国炙手可热的"天王巨星"。

8. 猪跳舞 在英国"智力动物园"里，有头训练有素的猪，是位灵巧的"舞蹈家"。台上表演时它落落大方，随音乐有节奏地摇头摆尾，翩翩起舞，引得观众一片喝彩，每年都有大批游客为它而来。

9. 猪赛跑　在德国、芬兰和美国等国家都曾举行过猪赛跑活动。作为芬兰的传统大赛项目，猪赛跑每年都要举行一次，赛程为70米。德国现仍不定期地举行，项目有50米、100米、200米和200米障碍跑。

10. 猪宠物　越南大肚猪是现代流行的宠物猪，它只有中等或大型的狗品种的大小，以其大且紧贴地面的肚皮闻名，一副憨相令人捧腹大笑，是可以合法饲养的宠物。这种猪灵巧聪明，活泼可爱，模仿能力很强，已成为美国、俄罗斯等国家的时髦宠物。

三、猪用途

（一）主要的肉类来源

猪肉是我国主要的肉类来源，我国是世界上最大的肉类生产国，2022年，我国肉类总产量超过9000万吨，其中59%是猪肉产量。猪肉也是我国消费者需求量最大的一类肉制品。

（二）制保健品

俗话说："猪全身都是宝。"高科技手段让人们看到了猪身上更多的"宝"。猪体内能够提取的成分和药品有猪胰岛素、肝精注射液、血管舒张素、复方动脉粉、胎盘片、增压素、甲状腺素、水解肝素、中叶素、生长素、胆红素、胆绿素、胆黄素、催产素、催乳素、促滤泡素、促皮质素、促黄体素、促胰液素、胃黏膜素等上百种。

（三）器官移植

理论上，一头猪的大多数器官都可以移植给人，包括猪的角膜、皮肤、关节、肌腱、韧带、肾脏、心脏、肝脏等。猪的心脏大小和人类相似，只需在其胚胎阶段敲除掉一个基因，就能使它们在成年后心脏和人类的一样，可用来给人类使用。2022年，一名57岁的美国男子成为全球首位从转基因猪身上接受心脏移植的人，手术在美国巴尔的摩进行，时长7小时，目前病患状况良好。

（四）实验动物猪

猪在解剖学、生理学、疾病发生机理等方面与人相似，在生命科学研究领域中具有重要的实际应用价值。目前已用于肿瘤、心血管病、糖尿病、外科、牙科、皮肤烧伤、血液病、遗传病、营养代谢病、新药评价等多个方面。1982年、1985年曾先后两次分别在中国台湾和美国举行的"小型猪在生物医学研究中的应用"国际研讨会，比较系统地反映了猪作为动物模型在生物医学研究中的重要地位，小型猪的医学应用数量逐年大幅递增，小型猪有望取代实验猴、实验犬，成为被大量使用的新型实验动物。

（五）猪血饲料

猪血饲料是指猪血制成的饲料，它是一种天然的高蛋白饲料，具有优良的营养价值和广泛的应用价值。将鲜猪血煮熟、压干，经热空气或阳光干燥粉碎可以制成饲料血粉，其粗蛋白和某些氨基酸高于鱼粉。将猪血饲料添加于其他植物蛋白质饲料中，可提高饲料吸收率。把鲜猪血拌于谷物类饲料中，加菌种发酵后，可以制成发酵饲料血粉。

四、猪危害

（一）感染人的猪病

猪的人畜共患病主要有猪口蹄疫、猪流感、猪乙型脑炎、猪链球菌2型、猪弓形虫病、猪囊尾蚴等。猪囊尾蚴病又称猪囊虫病，是由猪带绦虫的幼虫（囊尾蚴）寄生人体所致的疾病。人因吞食猪带绦虫卵而感染，也可因体内有猪带绦虫寄生而自身感染。囊尾蚴可侵入人体各种组织和器官，如皮下组织、肌肉及中枢神经系统并引起病变，其中寄生在脑部的囊尾蚴病危害性最大，甚至有致死性。

（二）慎重食用猪肝脏

猪肝在餐桌上很常见，但过度食用不利于健康。猪肝是猪体内的主要解毒器官，食物中的有毒有害物质大多经肝脏进行代谢转化，然后排出体外。养猪的整个过程中，会使用大量的药物和疫苗用以预防、治疗猪的各种疾病，药物残留都集中在肝脏上。"瘦肉精"进入猪体内后存留时间较长，主要分布于肝脏。仔猪的铜含量摄入标准为每千克饲料15～25毫克，据报道，有部分猪饲料中添加量超标几百倍，这些超标的铜都储存在猪的肝脏中，食用会极大危害人体健康。同时，猪肝中含有高胆固醇，大量食用会加重心血管负担。

（三）不要迷信土种走猪

猪肉品种的选择问题备受关注，目前商家多炒作土种走猪，宣传其肉味道更香、更健康，因此土种走猪肉的价格比普通猪肉高。猪肉的香味主要来自猪油，土种猪的瘦肉肌纤维间充满脂肪，横切面红白相间呈大理石花纹状，故肉香更浓郁。国外很早就意识到关于猪肉脂肪含量的问题，所以培育出瘦肉型脂肪和瘦肉明显分层的猪种，瘦肉中脂肪含量很低。当前我国大型猪场都是厂商封闭式饲养，饲料配合科学，免疫消毒严格，屠宰程序规范，吃这种猪肉安全放心。而土种走猪易受土壤空气疫病污染，花高价买高脂肪、高污染的猪肉，未必是明智的选择。

五、亥猪养生

（一）亥时养生

亥是十二地支的最后一位。亥用以纪月时，农历十月为亥，亥用以计时，即21：00～23：00。古人选用亥和属相猪搭配，起源于古代的生殖崇拜，由于在大型哺乳动物中，猪具有非常强的繁殖能力，亥猪是最末一位，标示下一循环新的生命的到来。新的生命以"子"开端，这也正是古人说的"亥而生子"的含义。

亥时三焦当令，《黄帝内经》中说："三焦者……水道出焉。"意思是三焦就像一个水道一样。"亥时三焦通百脉"，三焦是人体气血运行的关键。通百脉是指人体全身的津液输布和排泄由三焦管辖。如果身体内津液的输布或代谢不正常，人体的健康就会受到威胁。亥时是十二时辰中的最后一个时辰，如果在此时睡觉，百脉能够得到休养生息，对身体极为有利。许多百岁老人，都有在亥时睡觉的习惯。现代人娱乐活动繁多，夜生活丰富，睡眠时间普遍偏晚，建议大家最好在亥时睡觉。睡前不可大量喝水，以免加重人体水液代谢的负担，影响睡眠质量。

（二）效猪养生功

福猪喷鼻：站、坐姿均可，深吸一口气，然后鼻孔向外喷气。

功效：有助鼻腔气血通畅，排除鼻腔脏物，预防感冒。

（三）三焦养生功

1. 手少阳三焦经拍打法　取站立位，先双手拍打胸部、腹部36次，疏通手少阳三焦经气机；然后右手拍打左侧上肢外侧中线，左手拍打右侧上肢外侧中线各36次。以局部感觉微胀为度，早晚各1次。通过拍打可以起到振奋手少阳三焦经阳气、疏通气血、祛除邪气的作用。

2. 手少阳三焦经推拿法　取坐位，右手拇指从手少阳三焦经起始穴（关冲）开始沿着手少阳三焦经循行路线依次推至手少阳三焦经止点穴（丝竹空），再从丝竹空开始反向推至关冲，如此往返36次。经络推拿起到的作用是疏通经脉气血，祛除经络中的痰饮和瘀血。

（四）猪的药用和食疗

1. 猪的药用

（1）猪肉：味甘、咸，性微寒，归脾、胃、肾经，具有补肾养血、滋阴润燥之功，可用于热病伤津、消渴羸瘦、肾虚体弱、产后血虚、燥咳、便秘等病症。湿热、痰滞内蕴者慎服。

（2）猪蹄：味甘、咸，性平，入胃经，具补血、润肤、通乳、托疮之功，可用于虚劳、产后少乳、痛疽疮毒等病症。①治冻烂疮。取猪后悬蹄，烧存性，研末，以猪脂调匀，敷患处。②催乳。取猪前蹄 2 只，配通草 10 克（也可不配），不放盐，炖熟之后，吃蹄喝汤。③治痈疽和溃烂。猪蹄 2 只，蔷薇根 500 克，炙甘草、芍药、白芷各 160 克，蒸汤外洗。④治风湿性关节炎。猪蹄 2 只，宽筋藤 200 克，加水熬汤，喝汤吃蹄肉。

（3）猪心：味甘、咸，性平，归心经，具有养心安神、镇惊的功效，可用于心血亏虚或心气虚弱所致惊悸、怔忡、自汗、失眠、眩晕、健忘、产后或病后体虚等病症。

（4）猪肝：味甘、苦，性温，归脾、胃、肝经，具补肝、养血、明目、健脾之功效，可用于肝阴血虚、气血亏虚之夜盲、弱视、目赤浮肿、头晕等病症。

（5）猪肺：味甘，性微寒，入肺经，具有补肺、止咳之功效，可用于肺虚久咳、痰喘、肺结核痰中带血或咯血等病症。研究表明，猪肺对肺损伤有保护作用，从猪肺中提取的神经营养因子对睫状神经原有保护作用。

（6）猪肚：即猪胃，味甘，性温，具有补虚损、健脾胃之功，可用于虚劳羸瘦、泄泻下痢、消渴、女性赤白带下、小儿疳积等病症。药理研究表明，从猪胃窦部可制取胃泌素，胃泌素的主要作用是刺激胃壁细胞分泌盐酸、促进胃蛋白酶分泌。

（7）猪肾：又名猪腰子，味咸，性平，归肾经，具有补肾壮阳、益精健骨、通利膀胱之功。猪腰子以肾补肾，为血肉之品，常用于男子生殖系统疾病，可治疗肾虚腰痛、遗精耳聋等病症。明代李时珍《本草纲目》认为，猪肾可以"止消渴，治产劳虚汗，下痢崩中"，并指出"久食冷精，反伤肾"。猪肾适用于肾气虚弱、腰部酸痛、阳痿、盗汗、遗精、耳聋、泄泻、水肿、小便不利等病症，但不可久食。

（8）猪脑：味甘，性寒，具有补益脑髓、疏风、润泽生肌之功，可用于神经衰弱、头痛、眩晕、失眠、冻疮等病症。猪脑内服可以炖食或煎汤，外用可以涂敷。

（9）猪肠：味甘，性微寒，归大、小肠经，具有祛风、解毒、止血之功，可用于便血、血痢、痔疮、脱肛、噎膈、反胃、小便频数等病症。有研究表明，从猪的肠黏膜中提取的肝素有强大而迅速地抗凝血、抗血栓作用。

（10）猪脾：味甘，性平，入脾、胃经。有健脾消积之功，主治脾虚食少、脾积痞块。

（11）猪胰：味甘，性平，具有益肺、补脾、润燥的功效，主治肺痿咳嗽、肺胀喘急、咯血、脾虚下痢、乳汁不通、消渴等病症。

（12）猪脬：又名猪尿脬，味甘、咸，性平，归膀胱经，《本草纲目》记载其可治疗"治梦中遗溺，疝气坠痛，阴囊湿痒，玉茎生疮"，《本草求原》记载其可治疗"产妇伤膀胱"。

（13）猪骨：具有止渴、解毒、杀虫止痢之功，常用于消渴、肺结核、下痢、疮癣等病症。

（14）猪油：是从猪肉中提炼出的食用油，有补虚、润燥、解毒之用，可用于脏腑枯涩、大便不利、燥咳、皮肤皲裂等病症。

（15）猪血：味咸，性平，归心、肝经，具有补血、养心、止血之功，可用于头风眩晕、癫痫惊风、大便干燥、崩漏等病症。猪血又名血豆腐，广州人把猪血叫"猪红"，当地街头小食"猪红汤""猪红粥"非常兴旺。人们喜食猪血，是因它营养丰富、物美价廉，且是保健延年的佳品。药理研究表明，猪血具有营养作用、促创伤愈合作用、抗炎作用，以及对心肌和细胞膜的保护作用。

（16）黑冰片：是猪科动物野猪的干燥粪便密封煅成炭，味苦、辛，性温，具有温胃消食、破积利胆之功，可用于食积不化、恶心、胆囊炎、胆结石、寒性胆病及黄疸等病症。

（17）猪皮：又名猪肤，味甘，性凉，归肺、肾经，具有清热养阴、利咽、养血止血之功，可用于吐血、衄血、女性月经不调、崩中漏下等病症。研究表明，猪皮有促进皮肤、黏膜损伤愈合的作用，由新鲜猪皮制取的胶原在小鼠烧伤后立即局部涂抹，对创面愈合有促进作用。

（18）猪胆：味苦，性寒，归肝、胆、肺、大肠经，具清热、止咳、明目、通便、解毒之功，主治百日咳、哮喘、目赤、目翳、便秘、泻痢、黄疸、喉痹等病症。药理研究表明，猪胆酸及其盐类均有一定解热作用，猪胆汁有祛痰、镇咳作用，从猪胆汁中提取的胆红素能抗脂质过氧化反应。

（19）猪舌：具有健脾益气的功效，主治脾虚食少、四肢羸弱。

2. 猪的食疗

（1）猪肉莲藕饼：具有滋阴润燥、补肾润肤、健脾养胃、清热止渴的功效。猪肉250克，莲藕400克，淀粉30克，鸡蛋4个，食盐、大葱、生姜、味精、胡椒粉各适量。鸡蛋去蛋黄留蛋清备用，猪肉洗净，莲藕洗净去皮，分别剁成泥，大葱、生姜剁碎，加淀粉、食盐、胡椒粉、味精、鸡蛋清调拌均匀，将拌好的原料等分，拍成圆饼，上笼蒸熟即可。佐餐食用。

（2）枸杞子炒肉丝：具有滋肾、养肝、明目的功效，适宜肝肾不足型老花眼者。枸杞子30克，桑叶15克，瘦猪肉200克，植物油、食盐各适量。将枸杞子、桑叶洗净，瘦猪肉切成丝，瘦猪肉入锅加植物油翻炒，炒至快熟时加入枸杞子、桑叶继续翻炒片刻，加入食盐调味。佐餐食用。

（3）猪肉地黄汤：具有滋肾养血润燥的功效，适宜津枯血燥、火灼燥渴、干嗽便秘者。瘦猪肉100克，熟地黄15克，生地黄15克。猪肉切小块，与生地黄、熟地黄一同放入炖盅中，隔水蒸炖，肉熟即成。佐餐食用。

（4）当归瘦肉汤：具有养血通乳的功效，主治血虚所致的头昏眼花、疲倦乏力及产妇缺乳。猪瘦肉500克，当归30克，食盐适量。猪瘦肉切块，与当归一同放入锅中，加水适量，以小火煮熟，加食盐调味即可。饮汤食肉。

（5）猪瘦肉二仁汤：具有补虚止咳的功效，主治体虚久咳不愈。猪瘦肉100克，花生仁30克，杏仁20克。猪瘦肉切小块，与杏仁、花生仁共入炖盅隔水炖煮1小时。饮汤食肉。

（6）当归猪蹄汤：具有养血通乳的功效，适宜产后血虚、乳腺肿胀以致乳汁不下者。猪蹄2个，当归30克，红枣10个。将猪蹄、当归、红枣同煮熬汤，肉熟即可。饮汤食肉。

（7）二黄煮猪蹄：具有滋阴、补虚、通乳的功效，适宜产后体虚乳少、大病后体虚乏力者。猪蹄2个，黄豆100克，干黄花菜40克，生姜4片，红枣4枚。将猪蹄洗净切开，焯水，黄豆泡涨，黄花菜泡发，均入汤煲加水慢煲，肉熟即可。饮汤食肉，可连续服用多次。

（8）山药红枣炖猪蹄：具有补肾强腰、养血润肤的功效，主治肾阴虚型腰酸痛、血虚皮肤萎黄。猪蹄1个，山药 100 克，红枣 10 枚，食盐适量。将猪蹄洗净后用刀剖开，反复焯水撇沫，捞起后锅内重新加水，水开后下猪蹄、红枣、山药，煨炖 1 小时后，加食盐调味。饮汤食肉。

（9）猪肝绿豆粥：具有养肝清肝明目的功效，主治肝热之头目胀疼、视物昏花等病症。猪肝 100 克，粳米 100 克，绿豆 50 克，姜丝、食盐各适量。粳米淘净，与绿豆加水适量煮粥，猪肝切片，以姜丝、食盐腌制猪肝半小时，待粥成时加入腌好的猪肝，待猪肝熟后即可。佐餐食用。

（10）枸杞叶猪肝汤：具有滋肾、养肝、明目的功效，适用于肝肾不足型视物昏花、双目干涩。枸杞叶 100 克，猪肝 200 克，葱花、姜末、食盐各适量。枸杞叶洗净备用，猪肝洗净切片，放入煮沸的汤锅中，加入葱花、姜末、食盐煨煮 30 分钟，待猪肝煮熟后加入洗净的枸杞叶，再煮 10 分钟即成。佐餐食用。

（11）罗汉果猪肺杏仁汤：具有润肺止咳化痰的功效，主治肺燥引起的咳嗽无痰、咽干口燥等病症。猪肺 250 克，罗汉果 1 个，杏仁 20 克，食用油、食盐各适量。将猪肺洗净，切成小块，在锅内放入适量的食用油，烧热后，将猪肺块放入锅内，炒至黄褐色，向锅内加入罗汉果、杏仁和适量的清水，煮沸后再熬制 1 ～ 2 小时，加入适量的食盐调味。佐餐食用。

（12）胡椒猪肚鸡汤：具有补中益气、养心安神功效，主治体倦无力、食少便溏、血虚面黄、精神不安等病症。胡椒 10 粒，猪肚 1 个，鸡肉 100 克，红枣 10 枚，食用油、食盐、淀粉各适量。胡椒洗净捣碎，猪肚反转，以淀粉、食盐交替反复搓洗数次，以清水冲净，把洗净的猪肚放入烧红的锅内，烙干水至微黄取出，再用清水冲洗；将胡椒、鸡肉切块，与红枣一同放入猪肚内，扎紧上下口，放入锅中，加水慢煲至猪肚熟烂，加食盐调味即可。佐餐食用。

（13）猪肚煲龟汤：可作为蛋白尿的辅助食疗。猪肚500克，草龟肉300克，生姜10片，大葱1段，料酒、食盐各适量。猪肚、草龟肉洗净后切成小块，用料酒、生姜、大葱汆水5分钟后放入砂锅内，加水小火炖成糊状，放食盐调味。佐餐食用，早晚分服，2天服完，间隔1天，再服1次，6天为1个疗程。

（14）核桃炒猪腰：具有滋肾强阳、填精益髓的功效，主治肾虚少精、弱精、不射精症。猪肾1对，核桃仁50克，猪油适量。以上三味入锅内炒熟即可。做1次分3份，每日睡前温热服食1份，3日食完。

（15）猪胰山药汤：具有益肺补脾、补精润燥的功效，对糖尿病有一定疗效。猪胰1只，山药100克，食盐5克。猪胰洗净切块备用，山药放入锅中，加水煎煮10分钟，将猪胰下入锅中，小火煨熟后，加食盐调味即可。佐餐食用。

（五）猪元素的中药和食疗

1. 猪元素的中药　猪苓别名野猪粪，为多孔菌科真菌猪苓的干燥菌核。猪苓味甘、淡，性平，归肾、膀胱经，具有利水渗湿的功效，可用于小便不利、水肿、泄泻、淋浊、带下量多等病症。

2. 猪元素的食疗

（1）双苓丝瓜汤：具有清热、利尿、通畅三焦的功效，适宜水湿肿满、体胖气短者。丝瓜150克，豆腐100克，猪苓15克，茯苓15克，生姜、小葱、花生油、麻油、食盐各适量。豆腐切块，丝瓜切滚刀块，猪苓、茯苓放入纱布袋中，锅内加花生油，放入生姜、小葱爆香，加丝瓜炒至软烂，加水 1.2 升，放入豆腐和纱布袋煮约 15 分钟，除去纱布袋，加食盐少许，出锅装汤盆后，加入麻油即可。佐餐食用。

（2）猪苓车前白贝汤：具有清热利尿的功效，主治尿频、尿急、排尿不尽。猪苓 30 克，车前草 30 克，白贝 250 克，食盐适量。猪苓、车前草、白贝煲汤，加食盐调味。佐餐食用。

主要参考文献

［1］刘源.说羊［J］.中国畜牧业，2015（6）：86.

［2］公炎.声名显彩的公羊姓氏祖居何方［J］.中国地名，2013（2）：78.

［3］刘汉杰.有关羊的习俗［J］.人才资源开发，2016（1）：23.

［4］孙晓生，江启煜.十二时辰养生与时间保健学［J］.新中医，2013，45（10）：127-129.

［5］曲黎敏.时辰养生法［J］.双足与保健，2008（2）：24-27.

［6］邬丽娟.十二生肖造字理据与认知视点探析［J］.汉字文化，2018（16）：142-145.

［7］曲彦斌.生肖文化考（上）［J］.文化学刊，2012（4）：87-98.

［8］张启成.十二生肖考［J］.贵州文史丛刊，1997（3）：60-66.

［9］张演生.十二生肖的来龙去脉［J］.文史杂志，1987（2）：23-24.

［10］黄交军，李国英.与鼠同行：《说文解字》鼠部字文

化意蕴发微［J］.漯河职业技术学院学报，2020，19（3）：1-4.

［11］王树五.地名中的民族资料及其应用研究——以云南剑川县名为例分析［J］.云南民族学院学报（哲学社会科学版），2000（6）：54-60.

［12］吕德鹏.608 例精神分裂症患者出生年属相与发病关系的分析［J］.中国民康医学，2004（3）：151-152.

［13］周鹏程.江苏口岸鼠类监测与重点鼠类 mtDNA-Cytb 基因数据库的建立［D］.苏州：苏州大学，2016.

［14］孙晓艳.基于五运六气理论溃疡性结肠炎发病规律的研究［D］.北京：北京中医药大学，2020.

［15］张轩，刘忠第，贺娟.脾胃病患者出生与发病时间的干支运气模式研究［J］.北京中医药大学学报，2016，39（9）：764-768.

［16］钟立生，陈丽东，邵逸清.试析生肖文化在中国的影响［J］.知识经济，2013（20）：39-41.

［17］黄宗峰，杨贵佺.论三江侗族斗牛习俗的文化价值［J］.河池学院学报，2017，37（3）：35-40.

［18］祝美好.从《说文解字·牛部》看中国的牛文化［J］.晋城职业技术学院学报，2013，6（5）：90-92.

［19］任宽.近四十年中国虎文化研究回顾与反思［J］.长江大学学报（社会科学版），2020，43（6）：20-26.

［20］徐宏.黔东南州苗族斗牛发展变迁与旅游开发［J］.黑龙江畜牧兽医，2016（14）：264-266.

［21］牛思涌.牛姓起源与播迁［J］.寻根，2005（6）：116-119.

［22］郁馨维，王东才，李慧园，等.浅谈运气理论及戊戌年肾脏病的防治规律［J］.中国中西医结合肾病杂志，2018，

19（6）：536-537.

［23］周运中.中国现代姓氏主要来源于周代河南［J］.中州学刊，2014，211（7）：5-9.

［24］吴积才，吴剑超，吴翔.中华虎文化［J］.云南师范大学学报（哲学社会科学版），1998（6）：40-43.

［25］李志兴.东北虎与珲春自然保护区［J］.野生动物，2003（2）：13-15.

［26］窦苗.汉字中的"虎"［J］.语文学刊，2013（18）：38-39.

［27］易闻晓，易竹溪.虎的称名与文化学考察［J］.中华文化论坛，2022（5）：61-70+156-157.

［28］辛学飞.红山文化中的虎图腾崇拜［J］.吉林师范大学学报（人文社会科学版），2018，46（1）：50-57+88.

［29］李成生.古滇国虎文化简论［J］.楚雄师范学院学报，2010，25（2）：58-65.

［30］刘易生.有趣的"兔"文化［J］.初中生学习（高），2011（3）：38-39.

［31］黄交军，李国英.日乌月兔神丹古:《说文解字》兔部字文化记忆解读［J］.漯河职业技术学院学报，2023，22（1）：1-14.

［32］陈仁河.中国兔文化的女性色彩［J］.中国牧业通讯，2006（13）：78-79.

［33］王冬梅，于晗.兔文化杂谈［J］.中国养兔，2020（5）：47-48.

［34］吴炎信.家兔李斯特菌病的流行特征和防治［J］.中国畜禽种业，2019，15（3）：100-101.

［35］王壮，赵秀玲，陈静波.简述兔子的品种及经济价值

［J］.中国养兔杂志，2021（3）：45-48.

　［36］王作洲，史淑艳，江科.兔热病的防治技术［J］.当代畜牧，2010（5）：24-25.

　［37］王笠荃.“龙”字解说［J］.汉字文化，1993（3）：26-31.

　［38］黄交军.从《说文解字》看中国先民的龙文化意识［J］.贵阳学院学报（社会科学版），2013（3）：50-55.

　［39］刘火.汉字“龙”溯源的意义［J］.文史杂志，2022（6）：21-23.

　［40］黄交军，李国英.龙行天下：《康熙字典》“龙”之汉字文化内涵观照［J］.河南科技学院学报，2021，41（11）：44-56.

　［41］徐贞同.中国龙文化［J］.泰州职业技术学院学报，2012，12（6）：1-5.

　［42］张建.中国神龙文化的形成与发展：《山海经》研究之二［J］.岳阳职业技术学院学报，2005（3）：70-73.

　［43］徐佩瑛，金薇.中华龙文化探源及传承创新的当代思考［J］.黑龙江省社会主义学院学报，2012（2）：42-45.

　［44］戴萌.中西龙文化对比与文化误读［J］.今古文创，2020（9）：90-91.

　［45］孙欢，刘宵.那些关于“龙”的民俗［J］.人才资源开发，2015（17）：24.

　［46］徐寒.中华百家姓秘典：姓氏千年大寻踪［M］.4版.延吉：延边大学出版社，1999.

　［47］慕容翊.中国古今姓氏辞典［M］.哈尔滨：黑龙江人民出版社，1985.

　［48］朱洪斌.寻根问祖：中华姓氏源流［M］.北京：团

结出版社，2007.

[49]杨璞.十二生肖功，补气血脉通[J].家庭医药.快乐养生，2013（10）：28-29.

[50]谢兰梅."蛇"字说释[J].开封文化艺术职业学院学报，2020，40（1）：87-88.

[51]陈利华.简说蛇的图腾崇拜[J].南平师专学报，2003（3）：36-38.

[52]汤志鸿.印度的崇蛇风俗[J].绿化与生活，2001（3）：40.

[53]赵生军.中国古代蛇图腾崇拜刍议[J].思茅师范高等专科学校学报，2007（4）：59-62.

[54]王野.蛇年说蛇爱蛇[J].新农业，2000（12）：2-3.

[55]白东义，赵一萍，李蓓，等.马属动物全基因组高通量测序研究进展[J].遗传，2017，39（11）：974-983.

[56]徐益."马"部字的演变与马文化[J].今古文创，2023（21）：134-136.

[57]黄淑洁.中国传统马文化内涵及象征寓意研究[J].内蒙古艺术，2017（2）：113-118.

[58]邓沫南.驰骋天地，纵横古今：马年趣话马文化[J].生命世界，2014（2）：56-61.

[59]黄建荣.试论十二生肖文化的哲学基础：中华民族十二生肖探源之二[J].海南师院学报，1998（4）：76-80.

[60]张锡科.我国十二生肖文化探源[J].东方论坛，2008（3）：36-39.

[61]余梦飞.《说文解字》羊部字与中国传统羊文化简述[J].昭通学院学报，2017，39（3）：71-75.

[62]连建功.中国传统节日中的动物形象及其当代价值

[J].河南牧业经济学院学报，2021，34（6）：62-67.

[63]刘善伟.猴祭：台湾卑南人的成年礼[J].钟山风雨，2009，52（3）：62.

[64]陈国余，郑一凡.贵州毛南族傩傩人打猴鼓舞口述史研究刍论[J].体育世界（学术版），2018，785（11）：189-190.

[65]王铁英，李燕，李舜华.猴文化溯源[J].文明，2004（1）：52-55.

[66]徐文漭，李霞，赵玺龙，等.实验猴动物模型在传染性疾病中的研究现状[J].西南国防医药，2010，20（8）：914-916.

[67]徐李华."鸡"的历史文化研究[J].中国禽业导刊，2005（4）：34-35+2.

[68]金宝忱.民俗事项中的鸡崇拜[J].黑龙江民族丛刊，1993（4）：87-91.

[69]尹常纪."鸡有五德"随想[J].中国党政干部论坛，1995（1）：47.

[70]朱积孝.中国的狗文化[J].赣南师范学院学报，1994（3）：63-69.

[71]刘民钢.说文解字："猪"[J].书法，2022，399（12）：143.

[72]郭孔秀.中国古代猪文化试探[J].农业考古，2000（3）：159-167+174.

[73]龙世行.从《说文解字》"豕"部字看古代的祭祀用猪[J].辽东学院学报（社会科学版），2021，23（2）：61-66.